TRICOGRAMA Y CITOLOGÍA CUTÁNEA

¡LA CLAVE DEL ÉXITO!

Autor: *Carlos Vich Cordón*

Es propiedad de:

www.amazingbooks.es

Editor: Javier Ábrego Bonafonte.

Pº de la Independencia Nº 24-26.
8ª planta, oficina 12.
50004 Zaragoza - España.

Primera edición: Enero 2018

ISBN: 978-84-947526-8-1
Depósito Legal: Z 1841-2017

Como citar este libro:

TRICOGRAMA Y CITOLOGÍA ¡LA CLAVE DEL ÉXITO! Enero 2018 - Autor: Carlos Vich.
ISBN 978-84-947526-8-1 - Editorial Amazing Books.

Presentación del libro

http://amazingbooks.es/microsite-tricograma-y-citolog%C3%ADa-cut%C3%A1nea

ÍNDICE

PRÓLOGO

Nunca es fácil prologar la obra de un amigo como lo es Carlos Vich, ya que muchas veces es sumamente complicado que el sentimiento de amistad no acabe "inundando y sobreelogiando" el trabajo en sí mismo. De todas formas, hacer esto con Carlos es muy sencillo, ya que sus escritos no necesitan de tal sentimiento, sino que se "encumbran" por sí mismos, dada la calidad y el absoluto nivel de conocimiento que tiene en su disciplina: la dermatología. Y esto no lo digo yo, sino la enorme cantidad de colegas veterinarios que literalmente forman lo que yo denomino el "Carlos Vich´s fans club". A lo largo de estos años de compartir numerosos eventos en los que hemos "actuado" juntos, siempre he comprobado el enorme interés suscitado entre los asistentes por todo lo relacionado con la citología dermatológica en general y la tricología en particular. Esta última, la tricología, se define como la parte de la dermatología que se ocupa de estudiar los "avatares del pelo" en relación a su densidad, estructura, color, etc. A la tricología le interesa tanto el tratamiento como la prevención de las enfermedades, y para ello utiliza técnicas como el tricograma, una técnica de aplicación sencilla en la que el pelo se estudia mediante el microscopio óptico. Y es que en esto el Dr. Vich alcanza el nivel máximo de excelencia y maestría al que se puede optar. Es por ello por lo que, cuando mi "brother Vich" me pidió hacer el prólogo de este libro, mi respuesta inmediata fue un SÍ rotundo. Estoy absolutamente seguro de que es una obra que van a disfrutar sobremanera y como otros muchos libros escritos por Carlos, será una buena excusa para crear un vínculo profesional e incluso personal con él. También estoy firmemente convencido de que este libro pasará a ser un clásico y un referente en las bibliotecas de muchos veterinarios. Esto se debe tanto a la riqueza del texto como al plano "artístico" que nos ofrece este "artista" de la dermatología veterinaria a través de su amado y querido microscopio, amor que compartimos por este instrumento sin cuya ayuda la medicina no hubiese avanzado al nivel que hoy tenemos.

Dr. Fernando Fariñas Guerrero

Dtor. del Instituto de Inmunología y Enfermedades Infecciosas.

Especialista en Inmunología y Enfermedades Infecciosas.

PRESENTACIÓN

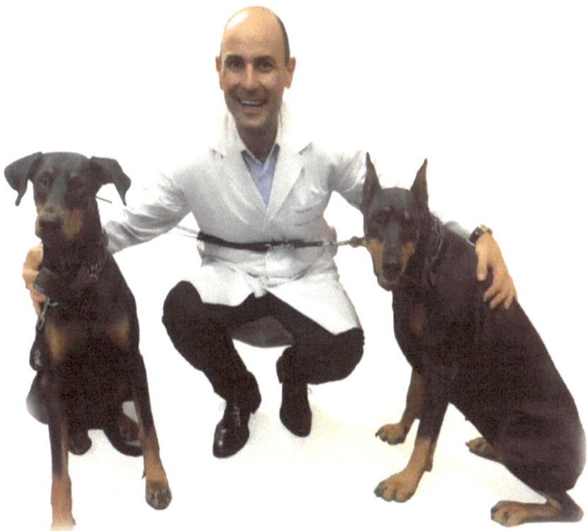

Carlos Vich Cordón
Veterinario especialista en dermatología

Queridos compañeros/as veterinarios/as, os presento mi libro *Tricograma y Citología ¡la clave del éxito!*, editado por la editorial científica Amazing Books.

¿Por qué lo he titulado así? Porque en todo paciente dermatológico, tanto canino como felino, la realización de tricograma o citología, o ambos, dependiendo de cada caso, es fundamental. Y también porque os puedo asegurar que en el 90% de los casos, realizando tricograma y citología, podemos diagnosticar o acercarnos muchísimo al diagnóstico final del paciente, tras hacer una lista de diagnósticos diferenciales según el tipo de lesiones, la topografía lesional, la anamnesis y las respuestas al tratamiento. En el libro vamos a ir abordando cada fase del tricograma y la citología, para poderlo demostrar. Espero que el libro os guste y os sirva también para animaros a realizar tricograma y citología en vuestros pacientes caninos y felinos.

Cada día de mi vida hago numerosos tricogramas y citologías, y como me sucede a mí, que me entusiasma sobremanera, os va a apasionar observar pelos en el microscopio y citologías tanto cutáneas como auriculares.

Así que espero que os guste el libro, **¡y que disfrutéis!**

[Video Presentación]

AUTOR

http://amazingbooks.es/microsite-tricograma-y-citolog%C3%ADa-cut%C3%A1nea

EL AUTOR

CARLOS VICH CORDÓN

- Licenciado en Veterinaria en junio de 1995 por la Universitat Autònoma de Barcelona.
- Diplomado ESAVS (European School for Advanced Veterinary Studies) en Dermatología, Luxemburgo 1996, Luxemburgo 1997, Barcelona 1998.
- Director en Dermovet. Servicio exclusivo de dermatología veterinaria.
- Ponencias para las principales empresas del sector, colegios de veterinarios, asociaciones de veterinarios y universidades.
- Ponencias para asistentes técnicos veterinarios y estilistas.
- Congresos por toda la geografía mundial.
- *Coach* en dermatología veterinaria.
- Formación *online* exclusiva.
- Visitas exclusivas y especializadas en dermatología con diagnóstico *in situ*.

CURSOS Y PONENCIAS

- 1995: Congreso Europeo ESVD (European Society of Veterinary Dermatology), Barcelona, España.
- 1995: Estancia en Milán desde septiembre de 1995 hasta agosto de 1996 en la Clínica Veterinaria Papiniano con el Dr. Fabrizio Fabbrini (Full Member ESVD).
- 1996: Veterinario de urgencias y responsable de dermatología desde septiembre de 1996 hasta marzo de 1997 en la Societat de Serveis Veterinaris, Barcelona, España.
- 1997: Workshop ESVD de Patología Clínica Dermatológica, Nantes, Francia.
- 1997: Congreso Europeo ESVD, Pisa, Italia.
- 1998: Congreso AMVAC (Asociación Madrileña de Veterinarios de Animales de Compañía), Madrid, España.
- 1998: *Master class* de Enfermedades Crónicas Dermatológicas, Copenhague, Dinamarca.
- 1998: Congreso Europeo ESVD, Maastrich, Holanda.
- 1998: Curso ESVD de Inmunología Cutánea, Cremona, Italia.

- 1998: Congreso Nacional de AVEPA (Asociación de Veterinarios Españoles Especialistas en Pequeños Animales), Santiago de Compostela, A Coruña, España.
- 1999: Curso de Citología Dermatológica, Hamburgo, Alemania.
- 1999: Congreso AAVD (American Academy of Veterinary Dermatology), Hawaii, Estados Unidos.
- 1999: Curso de Dermatología en Geriátricos, Viena, Austria.
- 1999: Congreso Europeo ESVD, Helsinki, Finlandia.
- 1999: *Workshop* de Terapéutica Dermatológica, Cremona, Italia.
- 2000: Curso de Onicopatías, Pododermatitis, Reacciones a fármacos, Seborreas y Aplicación del láser en dermatología, Viena, Austria.
- 2000: Congreso Mundial ESVD/AAVD, San Francisco, Estados Unidos.
- 2001: Curso AKVD (Arbeitskreis für Veterinärdematologie) de Urgencias dermatológicas, nuevas tendencias terapéuticas y la piel como marcador de enfermedades internas, Viena, Austria.
- 2001: Workshop ESVD de Dermatopatología veterinaria. Patrones histológicos de todas las enfermedades cutáneas, Londres, Reino Unido.
- 2001: Congreso GEDAC (Grupo de Estudio de Dermatología de Animales de Compañía) de Dermatología racial. Enfermedades genético-hereditarias, París.
- 2001: *Workshop* ESVD de Dermatología felina, Amsterdam, Holanda.
- 2001: Congreso Europeo ESVD, Copenhague, Dinamarca.
- 2002: *Workshop* ESVD de Dermatología equina, Estocolmo, Suecia.
- 2002: Congreso Europeo ESVD, Niza, Francia.
- 2003: Congreso Europeo ESVD, Tenerife, España.
- 2004: *Workshop* ESVD de Biología de la piel, Lyon, Francia.
- 2004: Congreso Mundial ESVD/AAVD de Dermatología, Viena, Austria.
- 2005: Congreso Europeo ESVD, Chalkidiki, Grecia.
- 2006: Congreso Europeo ESVD, Lisboa, Portugal.
- 2006: Curso SIDEV (Società Italiana di Dermatologia Veterinaria) de Atopia y alergia alimentaria, Cremona, Italia.
- 2007: Curso SIDEV de Inmunología cutánea, Cremona, Italia.
- 2007: Curso SIDEV de Dermatosis víricas caninas y felinas, Cremona, Italia.
- 2007: Simposio Virbac sobre Terapia tópica dermatológica, Niza, Francia.
- 2007: Congreso SCIVAC (Società Culturale Italiana Veterinari per Animali da Compagnia), Rimini, Italia.

- 2007: *Workshop* ESVD de Oncología cutánea, Berna, Suiza.
- 2007: Congreso Europeo ESVD, Mainz, Alemania.
- 2007: Curso SIDEV-SIONCOV (Società Italiana di Dermatologia Veterinaria-Società Italiana di Oncologia Veterinaria) sobre Síndromes paraneoplásicos, Cremona, Italia.
- 2008: *Workshop* ESVD de Terapéutica dermatológica, Cuneo, Italia.
- 2009: Congreso Europeo ESVD, Bled, Eslovenia.
- 2010: Curso+ SIDEV de Tratamientos en dermatología basados en la evidencia (EBM), Cremona, Italia.
- 2010: Congreso Europeo ESVD, Florencia, Italia.
- 2010: Curso BVDSG (British Veterinary Dermatology Study Group) de Oncología cutánea, Manchester, Reino Unido.
- 2011: Congreso Europeo ESVD, Bruselas, Bélgica.
- 2011: *Workshop* ESVD de Inmunología cutánea, Hamburgo, Alemania.
- 2011: Curso BVDSG de Terapéutica dermatológica, Manchester, Reino Unido.
- 2012: Congreso Mundial ESVD/AAVD de Dermatología veterinaria, Vancouver, Canadá.
- 2012: Congreso SIDEV sobre Actualizaciones en dermatología, Montesilvano, Italia.
- 2013: Congreso AIVPA (Associazione Italiana Veterinari Piccoli Animali) sobre Terapia dermatológica, Bologna, Italia.
- 2013: Congreso Europeo ESVD, Valencia, España.
- 2014: Congreso Europeo ESVD, Salzburg, Austria.
- 2015: Congreso Europeo ESVD, Krakow, Polonia.
- 2016: 8th World Congress of Veterinary Dermatology, Bordeaux, Francia.
- 2017: Congreso Europeo ESVD, Lausanne, Suiza.

CAPÍTULO 1

TRICOGRAMA | DEFINICIÓN

1. TRICOGRAMA

DEFINICIÓN DE TRICOGRAMA

Un tricograma es una prueba fundamental para poder evaluar el pelo de nuestros pacientes, tanto caninos como felinos. En un tricograma podemos observar numerosas anomalías y patologías.

1.1 ¿Qué podemos ver exactamente?

Veremos en qué estado está la raíz, si es fisiológica o si es patológica; también veremos la diversidad y la proporción de las diferentes fases de crecimiento del pelo, y observaremos que existen enfermedades que afectan al asta del pelo, a la parte central, y otras que afectan a la punta.

Es decir, en un tricograma veremos la raíz, el asta y la punta del pelo, y podremos determinar anomalías morfológicas, su fisiología, etc.

El tricograma nos va a permitir diagnosticar con suma facilidad y es una prueba muy sencilla, muy rápida y muy económica, con lo cual, para mí, es la prueba definitiva en la gran mayoría de los casos.

1.2 ¿En qué tipo de patologías suele utilizarse el tricograma?

Se usa sobre todo y principalmente en patologías foliculares, porque si el paciente tiene una patología folicular, el pelo estará enfermo, estará lesionado, estará bajo un estado patológico que se hará evidente al observarlo al microscopio, tomando muestras numerosas y representativas de zonas topográficas. Las lesiones son directamente debidas a la patología que presenta el paciente y no, por ejemplo, secundarias a autotraumatismo.

1.3 ¿Qué va a comportar que un pelo esté en un estado patológico?

Va a comportar su caída, con lo cual tendremos pacientes que manifestarán que tienen problemas foliculares, sobre todo a nivel de la raíz la mayoría de ellos. Entonces, si cogemos estos pelos y los miramos al microscopio, podremos observar estas estructuras, si están bien o no, y veremos alteraciones de muchos tipos (genéticas, parasitarias, infecciosas, por inflamación, por estrés, etc.), y todo esto con la toma de muestras para tricograma y mirando directamente al microscopio.

1.4 Diferencia en efectividad en el paciente felino y el paciente canino

¡Es igual de eficaz! Lo que pasa es que hay enfermedades propias de la especie felina y otras propias de la especie canina. Y también hay enfermedades que afectan tanto a una especie como a otra, como por ejemplo las producidas por los que a mí me gusta llamar *Dermatophytes*, que son los dermatofitos u hongos. Hay parásitos que en dermatología felina tienen un nombre y en dermatología canina tienen otro nombre, pero básicamente es el mismo tipo de parásito, como el género de ácaros *Demodex* (*D. cati, D. gatoi, D. canis, D. cornei, D. injai*).

Hay una enfermedad, de la que hablaremos más tarde, la alopecia areata, que en los humanos es relativamente frecuente y en los perros es muy poco habitual. En los gatos no se ha evidenciado exactamente que se comporte como tal (luego lo explicaremos), sino que tiene una variante, llamada pseudopelade, y es muy poco frecuente.

El tricograma es prácticamente idéntico tanto en el perro como en el gato.

1.5 ¿Cómo se realiza un tricograma?

La realización del tricograma es sumamente fácil, sencilla y puede hacerlo cualquier clínico del planeta Tierra. A mí me llega mucha gente de estancias y lo ven, y lo expongo también en mis conferencias: es super sencillo y solo se requiere un material básico.

Lo que necesitamos para realizar un tricograma es aceite de parafina y un mosquito recto. También, evidentemente, portas y cubreobjetos.

Fases de la realización de un tricograma

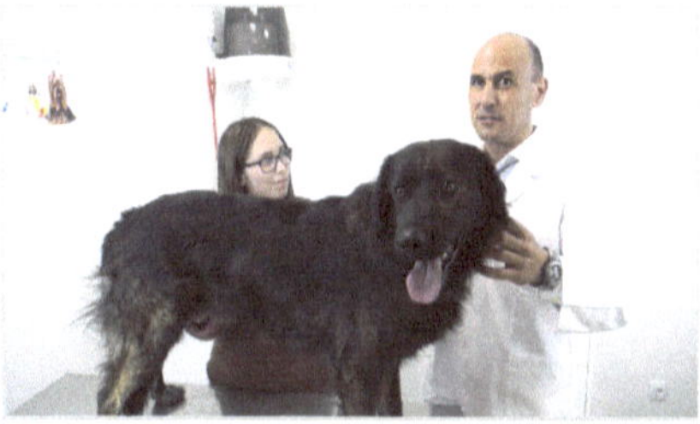

Debemos explicar por qué es necesario realizar un tricograma en cada caso.

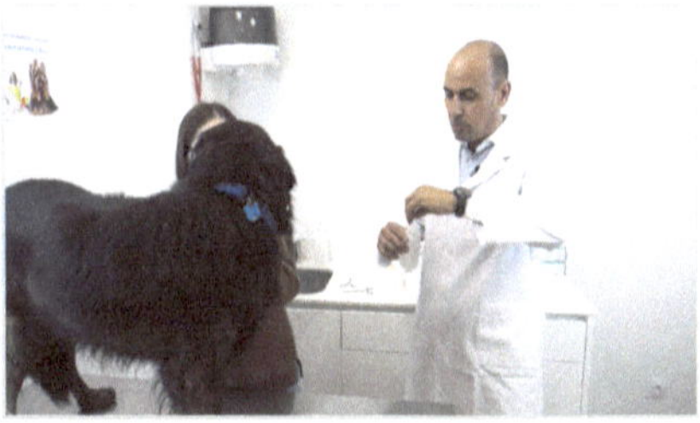

Utilizaremos un mosquito recto sin "manguitos".

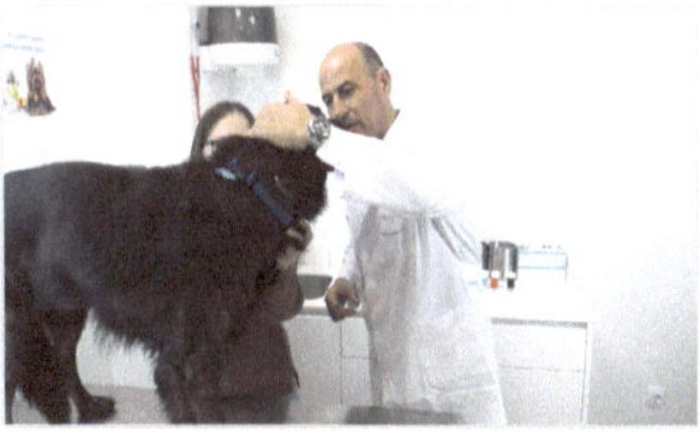

Escogeremos las zonas para realizar el tricograma según las lesiones y su topografía.

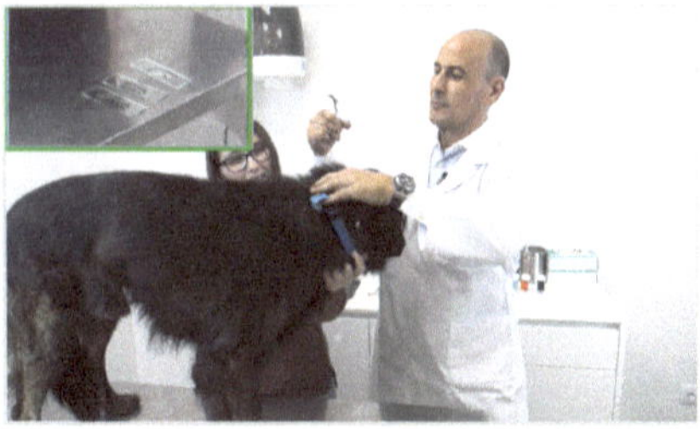

Según la dermatosis que sospechemos haremos un número mayor o menor de tricogramas.

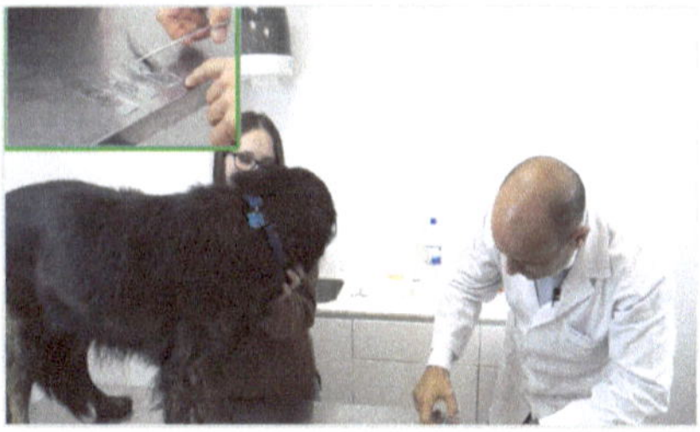

Depositaremos las muestras en portaobjetos en los cuales antes hemos puesto aceite de parafina.

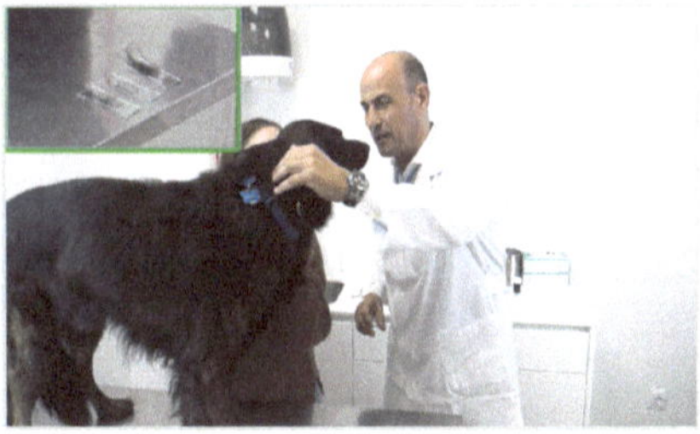

Premiaremos al paciente por su buena conducta al tomar las muestras para tricograma.

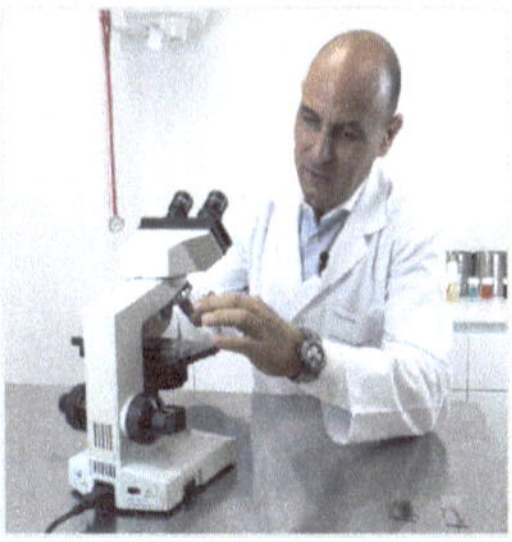

Colocaremos las muestras y miraremos con calma pelo por pelo con el diafragma cerrado.

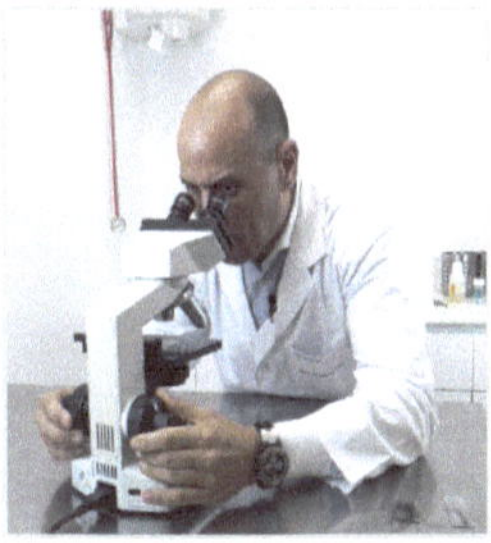

Observaremos a 4×, y si observamos alteraciones lo haremos a 10× y como mucho a 40×.

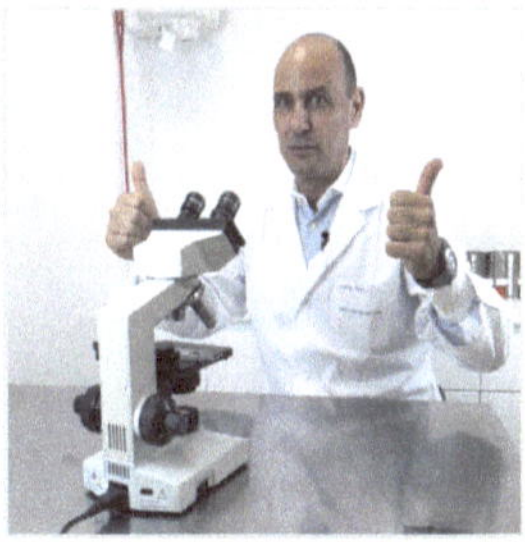

En el 90% de los casos nos sentiremos así:

¡Éxito total!

Vea el caso clínico completo en su PC, smartphone o tablet.

http://amazingbooks.es/tricograma-caso-clínico-libro

1.6 ¿Cómo realizamos un tricograma?

Primero hay que seleccionar la zona del paciente de donde vamos a tomar la muestra. Obviamente, para realizar un tricograma hemos de sospechar o tener la evidencia de que hay un problema folicular.

1.7 ¿Cómo manifiesta el paciente, tanto felino como canino, que tiene un problema folicular?

Porque hay falta de pelo, ya sea parcial (hipotricosis) o total (alopecia).

¿Qué lesiones acompañan a la falta de pelo?

Pueden observarse comedones, que son lesiones, primarias o secundarias, que consisten en folículos pilosos rellenos de material, y al final acaba cayendo el pelo por asfixia. También pueden encontrarse pápulas foliculares, que están en los folículos del pelo y en medio de ellas emerge un pelo. Las pústulas foliculares acabarán todas en alopecia. Posteriormente observaremos, alopecia e hipotricosis. La alopecia es la pérdida total del pelo. La hipotricosis es una pérdida parcial de pelo en una zona donde debería haberlo. Así, haremos tricograma de zonas con hipotricosis, alopecia, comedones, pápulas foliculares o pústulas foliculares.

Es vital, una vez hemos tomado la muestra, ir al microscopio, un microscopio de calidad, cerrar el diafragma y mirar con el objetivo de 4x, 10x o como mucho 40x. Observaremos cada zona del pelo. Primero haremos una visión general, con un buen barrido a pocos aumentos (con el objetivo de 4x), y luego iremos a zonas específicas (con los objetivos de 10x y 40x) para detectar problemas de morfología, proporción, infecciones, parásitos, etc.

Miraremos todos los pelos, uno por uno, desde la raíz hasta la punta.

Resumen de los pasos fundamentales para hacer un Tricograma

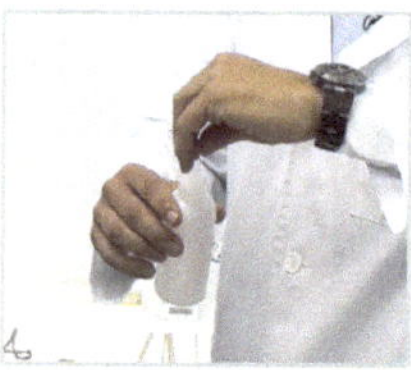
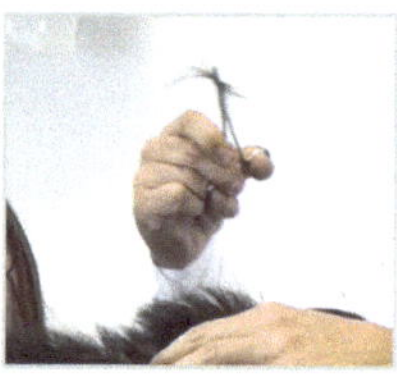
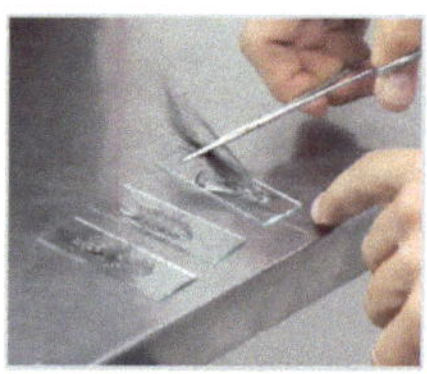
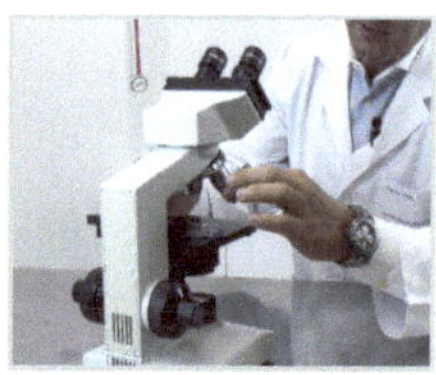

CAPÍTULO 2

CITOLOGÍA - DEFINICIÓN

2. CITOLOGÍA

DEFINICIÓN DE CITOLOGÍA

Una citología, como tal, es una prueba diagnóstica en la que se evalúa una población de células de un tejido. Sin embargo, como estamos haciendo dermatología y yo me dedico exclusivamente a la dermatología, hablaremos de citología cutánea. Cuando hacemos una citología, ¿qué buscamos? La respuesta es: un diagnóstico, o mucha información, o un infiltrado celular que nos dé pistas para poder llegar a un tratamiento asertivo.

Con una citología lo que se consigue es evaluar la población celular, lo cual es muy importante; si es inflamatoria, que veremos más tarde que puede ser de diferentes tipos (infecciosa, séptica o neoplásica, es decir, si hay un cáncer); o si es estéril, pues hay enfermedades que no cursan con infección, pero presentan alteraciones, lesiones, que muchas veces dan pistas, y el diagnóstico incluye muchos tipos, como veremos más adelante, dependiendo de la población celular de cada una. Veremos también que la citología permite diagnosticar qué tipo de infección o infestación tiene el paciente: bacterias, levaduras, *Dermatophytes*, micosis profundas, parásitos (leishmaniosis...), etc.

2.1. ¿Cuándo realizaremos una citología?

La citología la realizaremos siempre que creamos que con ella vamos a tener mucha información del infiltrado que obtengamos, sea de la dermis o de la epidermis, o del tejido subcutáneo, dependiendo de cada caso, o de un nódulo, una masa o una otitis, por ejemplo. Queremos saber qué grupo celular, qué infiltrado celular hay en ese paciente y en esa zona concreta, o qué infección, porque si estamos pensando que el paciente tiene una infección por Malassezia o Pioderma hemos de poder identificarla y diagnosticarla por citología.

Entonces, en todo paciente que presente lesiones de las cuales podamos tomar muestras, como costras, pústulas, nódulos, fístulas o eritema, vamos a realizar citología.

¿Cómo la haremos? Escogeremos la metodología dependiendo de cada caso. Hay básicamente cuatro tipos de muestras.

2.2 ¿Cómo realizaremos una citología?

Para tomar la muestra con hisopo, que yo lo utilizo muchísimo, y llamo a la técnica "la del bote de Nutella", utilizaremos un hisopo vaginal. No hace falta que sea estéril. En seco, practicaremos diferentes aplicaciones del hisopo por la piel haciendo un movimiento de torsión y como de "rebañar" para recoger el material que hay encima de la epidermis, y a continuación haremos varias extensiones del hisopo en el porta, longitudinales y paralelas entre sí.

También podemos tomar la muestra por capilaridad. Si hay una masa, introducimos una aguja naranja o azul, y por capilaridad las células suben por el bisel. Sacamos la aguja y la conectamos a una jeringuilla con el émbolo retraído. Expulsamos el material que nos ha quedado en la aguja, que estará lleno de células que han entrado por capilaridad, y así obtendremos la muestra. Lo haremos repetidas veces para vaciar toda la aguja.

Otro método es la punción. En este caso introducimos una aguja, pero con la jeringuilla conectada y sin el émbolo retraído. Entonces, por presión negativa, iremos haciendo retracciones del émbolo para llenar la aguja de células. Después de varias retracciones del émbolo, separaremos la aguja de la jeringuilla, retraeremos el émbolo, acoplaremos la aguja y la jeringuilla, y expulsaremos el material recogido en la aguja varias veces, como en la recogida por capilaridad.

Una técnica muy interesante es la de aposición:

1) En el caso de una pústula, la pinchamos con una aguja naranja, apoyamos el portaobjetos con suavidad y recogemos una muestra longitudinal. Es la técnica que yo denomino "del huevo frito", por el parecido razonable de una pústula con un huevo frito.

2) Si la lesión presenta una úlcera puede aplicarse directamente el portaobjetos en la úlcera, o si presenta una costra se levanta esta y se hace aposición con el portaobjetos justo en la lesión que resulta de levantar la costra, y de la parte ventral de la costra directamente al portaobjetos. Es la técnica que yo llamo "de la tapa de yogur", porque es como recoger las "estalactitas" de yogur que quedan en la tapa y hacer aposición propiamente en el yogur.

Fases necesarias para la realización de una citología

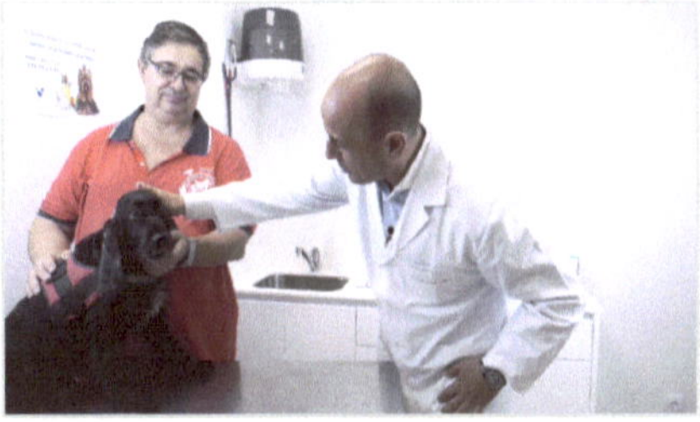

Comentaremos siempre con el propietario del animal por qué necesitamos realizar una citología y cómo la haremos.

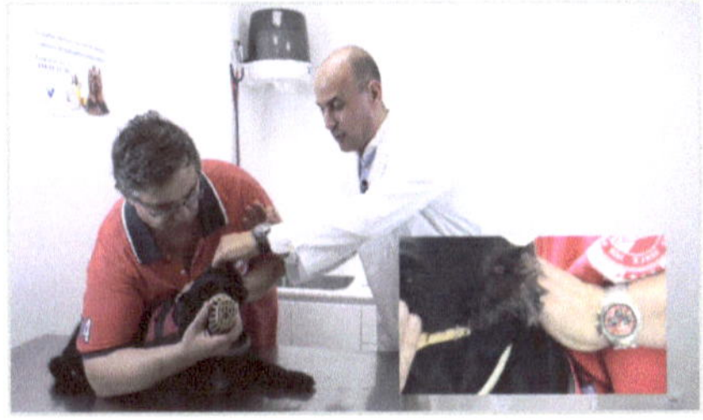

Tomaremos la muestra con delicadeza, pero con seguridad.

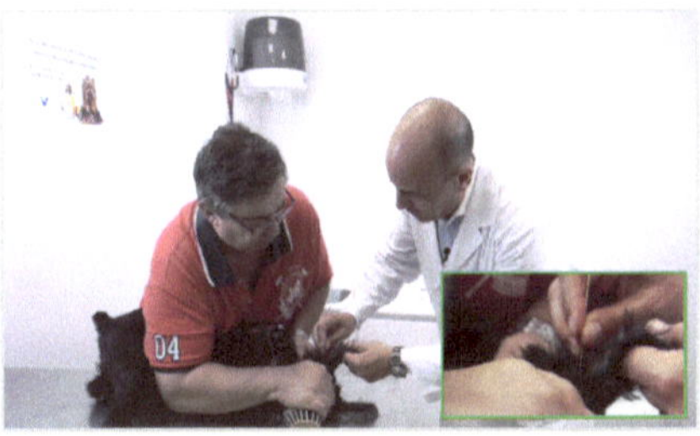

En este caso realizo la toma de muestra para citología por hisopo en "bote de Nutella", rebañando el conducto auditivo externo.

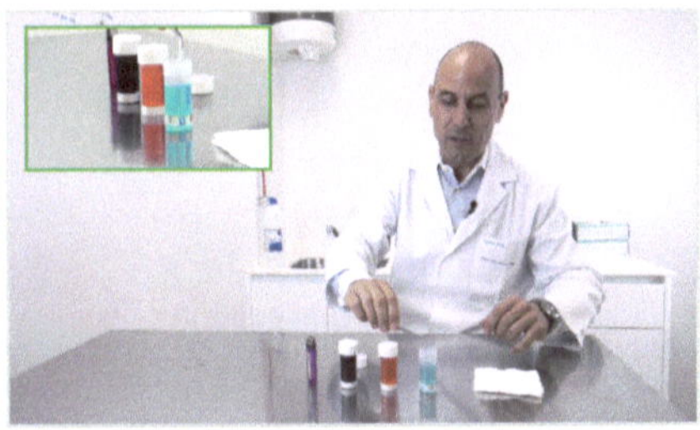

El momento de la tinción es fundamental. Hay que realizar los pasos correctos, sin sumergir absurdamente 10 veces la muestra como si fuera una galleta María.

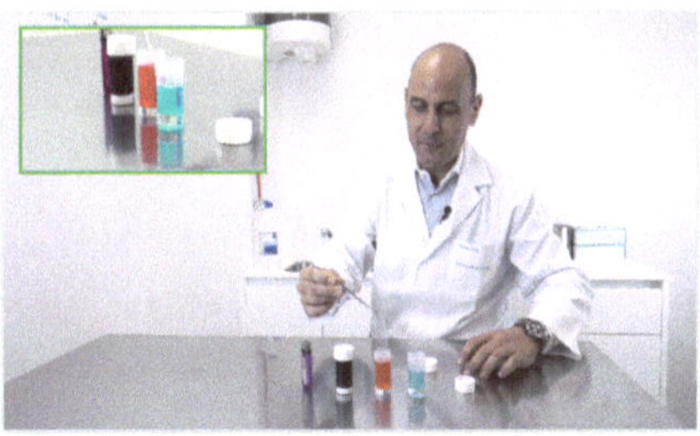

Ya hemos sumergido unos 10 segundos la muestra en el fijador (metanol) y unos 10 segundos en el colorante rojo.

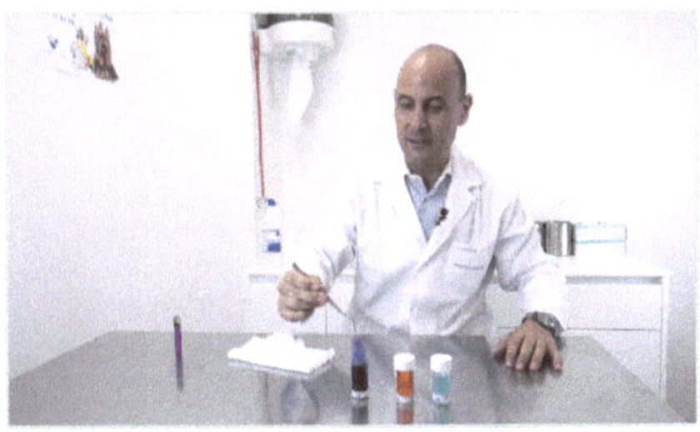

Ya hemos sumergido unos 10 segundos la muestra en el colorante azul-violeta.

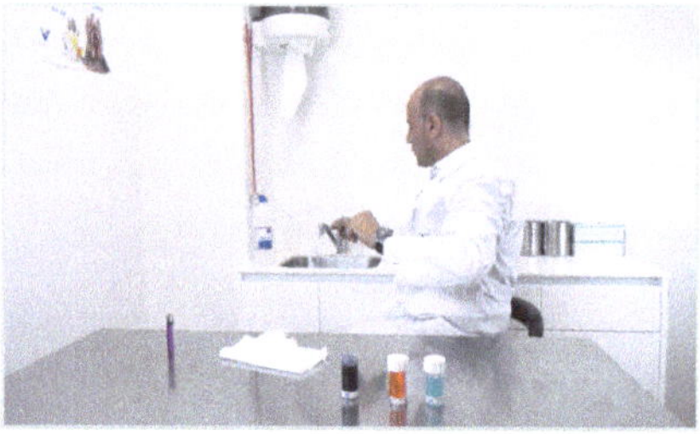

Lavando la muestra teñida con agua fría sin burbujas. Paso obligatorio para pasar del bote 2 al 3, y del bote 3 al microscopio.

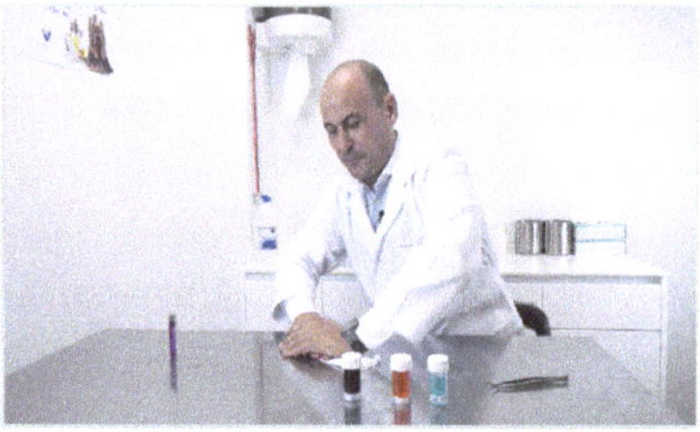

Secado de la muestra con detalle, utilizando papel, con presión vertical y SIN secador.

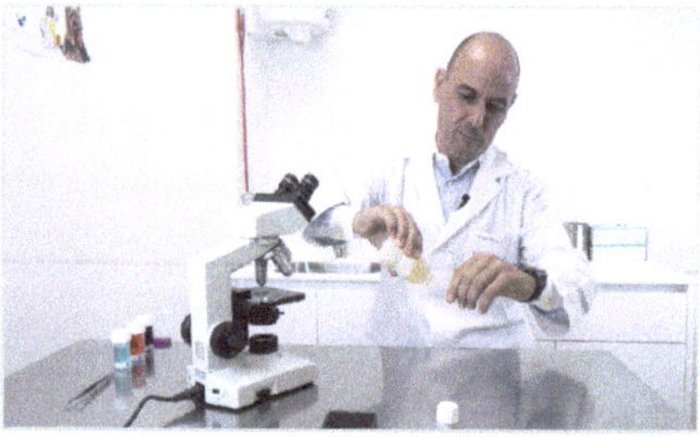

Observar la muestra con aceite de parafina y a 100× es la única manera de poder ver detalles intracitoplasmáticos y nucleares.

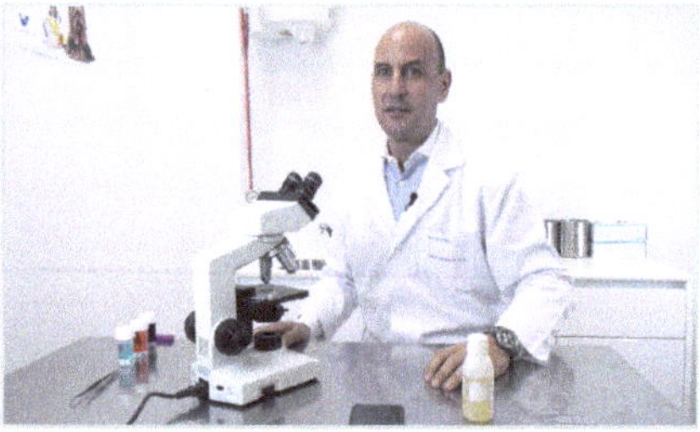

Ya estamos en disposición de observar la muestra con detenimiento.

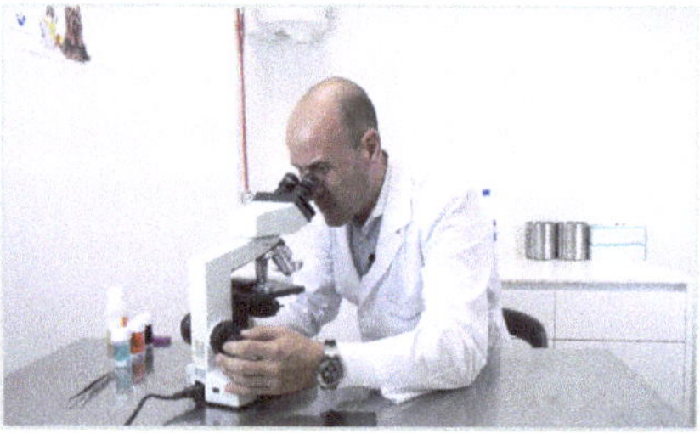

Observaremos con calma y detenimiento la muestra y la clasificaremos según el tipo de infiltrado y la presencia o no de microorganismos.

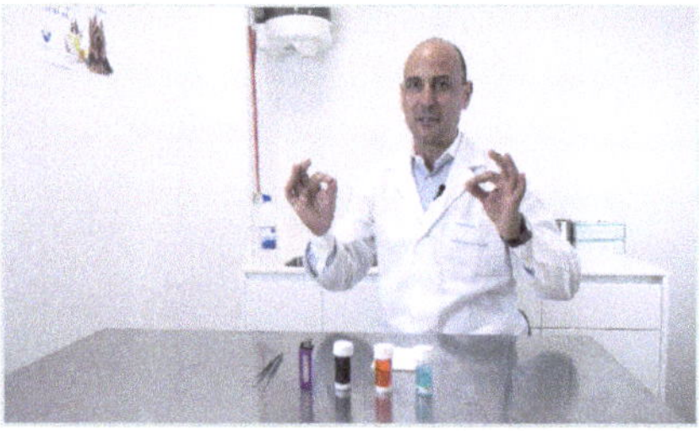

Esta es la sensación en el 90% de los casos en que realizamos citología cutánea.

Vea el caso clínico completo en su PC, smartphone o tablet.
http://amazingbooks.es/citología-caso-clínico-libro

Y por último, la que yo llamo "técnica de la rajita" consiste en hacer con una aguja una incisión vertical y apoyar el porta directamente en la dermis, y a partir de aquí obtenemos la celularidad que hay en la dermis para poder identificar el infiltrado dérmico y hacer un diagnóstico, o acercarnos mucho al diagnóstico.

2.3 ¿Sirve igual la citología para diagnosticar perros y gatos?

No hay ninguna diferencia. La citología es idéntica, tanto su realización como su evaluación, en el perro y en el gato. No obstante, son dos especies distintas que no se comportan exactamente igual dependiendo de cada enfermedad.

2.4 ¿Qué patologías son más concretas?

A modo de ejemplo, una atopia, una alergia ambiental, se manifiesta en un perro de varias maneras, con una topografía, un tipo de lesiones y un infiltrado celular que en el gato, así como en el caballo, es mucho más exagerado en cuanto a un tipo celular, que es el eosinófilo; así, en un perro con atopia podemos observar una citología inflamatoria pleomórfica, también con eosinófilos, pero en el gato es prácticamente Eosinofílica. Son curiosidades de cada especie.

2.5 ¿Por qué un veterinario debe hacer tricograma y citología si existen otras pruebas?

Pues por una razón muy sencilla, y es porque son pruebas rápidas, no invasivas, económicas para el propietario y que dan una información de una magnitud tan grande que no hace falta hacer ninguna otra prueba, estoy convencido, en más del 90% de los casos.

Por ejemplo, el raspado cutáneo es una prueba que suele hacerse, pero que también hay que saberla hacer y escoger bien el paciente dermatológico, tanto canino como felino. Sin embargo, el raspado cutáneo es específico y solo debería utilizarse si se sospecha una dermatosis parasitaria. En mi opinión, es un grave error intentar diagnosticar una dermatofitosis a través de un raspado cutáneo, porque no es correcto. El raspado únicamente lo realizaremos para diagnosticar una dermatosis parasitaria.

No obstante, volviendo a lo mismo, el parásito más habitual en el perro es Demodex, y para este género vamos a ver que con tricograma puede diagnosticarse, con lo cual no hace falta hacer raspado para realizar un diagnóstico de demodicosis, excepto en dos casos muy concretos: 1) el perro Shar Pei, en el cual la mucinosis cutánea de carácter genético hace que la mayoría de las veces *Demodex* quede muy profundo y no sea fácil poderlo evidenciar por tricograma, por lo que debe hacerse raspado o incluso biopsia, y 2) en caso de fracaso del tricograma para observar Demodex por una escasa muestra o por ubicarse en las glándulas sebáceas, y por lo tanto no ser detectable por tricograma.

Por otra parte, las biopsias, a mi modo de ver, están absolutamente mal utilizadas y en la mayoría de los casos en que se hacen no deberían hacerse. Me voy a explicar: si se hace una buena citología, ya tienes información del infiltrado, de la infección, de la patología que vaya a tener o que tenga el paciente. Las biopsias tendrían que realizarse solo en caso de fracaso del tratamiento, pero no a la primera de cambio, sino después de numerosos fracasos, pues puede ser una enfermedad rara o poco frecuente, o una presentación muy concreta de una enfermedad en ese paciente en la cual la biopsia pueda aportar mucha información, o en enfermedades genético-hereditarias, genodermatosis, que a no ser que tengas una gran experiencia clínica necesitas de un apoyo histológico para evidenciarlas; o en neoplasias, es decir, cáncer, para poder determinar exactamente el tipo y la magnitud de la neoplasia cutánea; o en infecciones muy concretas, como por ejemplo las producidas por micobacterias, para las que habrá que hacer tinciones específicas, y por último, en casos de sospecha de dermatosis autoinmunes (Lupus, Eritema Multiforme...) o reacciones severas del sistema inmunológico (Necrolisis epidémica tóxica...). Es decir, las biopsias solo se realizan en situaciones muy concretas, que suponen no más de un 2-5% de los casos.

Por tanto, el tricograma y la citología son las pruebas fundamentales, capitales y primordiales en la clínica diaria.

CAPÍTULO 3

TRICOGRAMA: FOLÍCULO PILOSO

Capítulo 3

TRICOGRAMA: FOLÍCULO PILOSO

DESCRIPCIÓN DEL FOLÍCULO PILOSO

Antes de abordar lo que son las fases de crecimiento, arresto y caída del pelo, que principalmente son anagen, catagen y telogen, aunque veremos que hay particularidades dentro de las mismas, me gustaría hacer un repaso de la anatomía y la fisiología del folículo piloso.

El folículo piloso es una invaginación de la epidermis, con lo cual está recubierto también de epitelio estratificado queratinizado, con estructuras particulares y propias del folículo piloso.

El folículo piloso está compuesto en su porción proximal por el bulbo, formado también por dos estructuras muy importantes, como son la matriz pilosa y la papila, y en su pared lateral, de abajo arriba, por la protuberancia que contiene las células foliculares germinativas (importantísimo porque estas abastecen al bulbo), y que a su vez es el lugar de inserción del músculo liso erector del pelo, del conducto de la

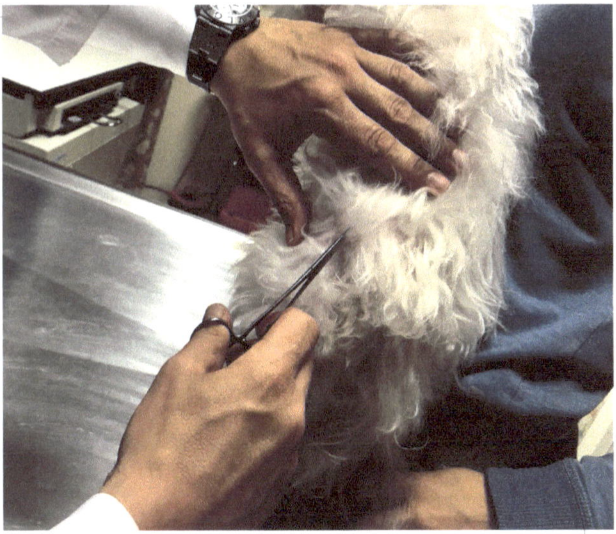

Ante toda hipotricosis o alopecia es fundamental realizar un tricograma.

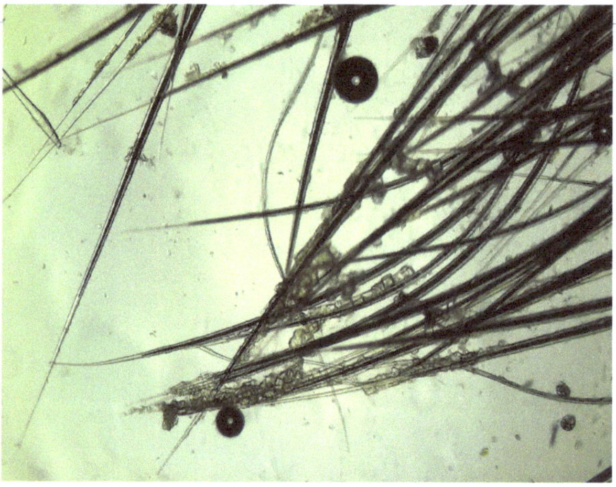

El tricograma es fundamental para diagnosticar. En esta imagen observamos material mineral en la raíz, con lo que sospecharemos de dermatosis metabólica o endocrina.

glándula sebácea y del conducto de la glándula sudorípara apocrina. Entonces, las células madres matriciales del bulbo, que se encuentran en el compartimento germinativo, forman unas estructuras bien diferenciadas que corresponden al pelo y a la vaina epitelial interna, a través de la cual va a nacer cada pelo.

ANAGEN, CATAGEN Y TELOGEN

Las fases de crecimiento del pelo se resumen básicamente en tres, pero veremos alguna más.

Anagen es la fase de crecimiento realmente, en la cual hay diferentes cambios estructurales particulares, concretamente hasta seis, que se conocen como anagen I, II, III, IV, V y VI, pero básicamente es la fase de crecimiento del pelo, en la cual la raíz tiene forma de palo de hockey sobre hierba cuando la observamos al microscopio.

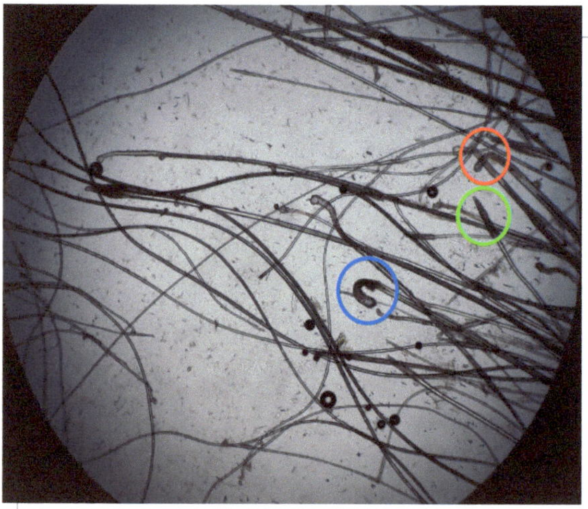

Pelos en anagen (azul), catagen (rojo) y telogen (verde).

En catagen, el pelo ni crece ni se cae; es la fase de arresto. La raíz del pelo tiene forma de palo de golf cuando la observamos al microscopio. Telogen es la fase de caída, en la cual el pelo ya se pone vertical y la raíz, vista al microscopio, tiene forma de espárrago o de lanza.

EXOGEN O TELOPTILOSIS

Cuando realmente el pelo ya sale del folículo piloso, es la fase de exogen o teloptilosis. También en esta fase, cuando el pelo ya está cayendo, debe activarse a la par el crecimiento de nuevo pelo, es decir, de nuevo una fase de anagen, a través de las células germinativas, que entrarán en proanagen, luego en metanagen y luego poco a poco hasta formar el nuevo pelo entero en anagen.

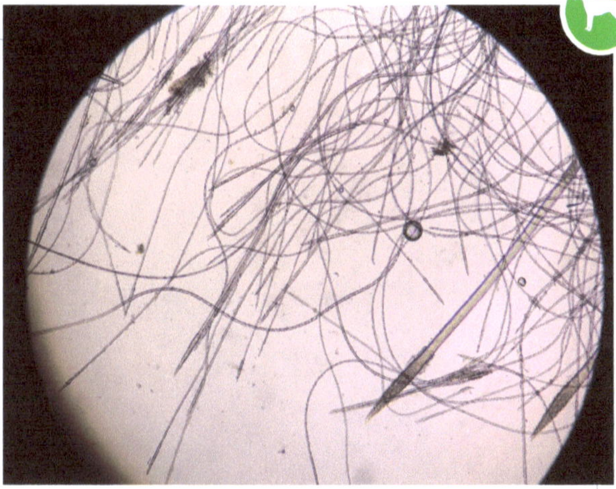

Pelos en telogen en un paciente canino con dermatosis endocrina sexual.

CENOGEN

Hay casos en los cuales no hay un recambio natural y fisiológico del pelo, y en ese folículo piloso no crece ningún pelo más. Esta fase se denomina cenogen, en la cual lo que al final tendremos serán folículos vacíos, y obviamente, cuantos más folículos en cenogen veremos más pérdida de pelo, que se observará como hipotricosis o alopecia.

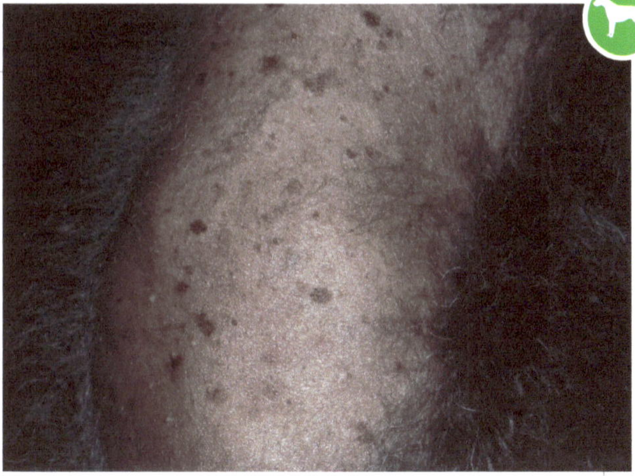

Imagen de alopecia generalizada crónica evidenciando folículos en cenogen.

ANÁLISIS DE IMÁGENES VISTAS AL MICROSCOPIO

Ahora vamos a ver imágenes de pelos en anagen. Observamos la presencia de raíces con forma de palo de hockey sobre hierba. Es un pelo que hemos arrancado para hacer el tricograma, que estaba muy bien anclado en

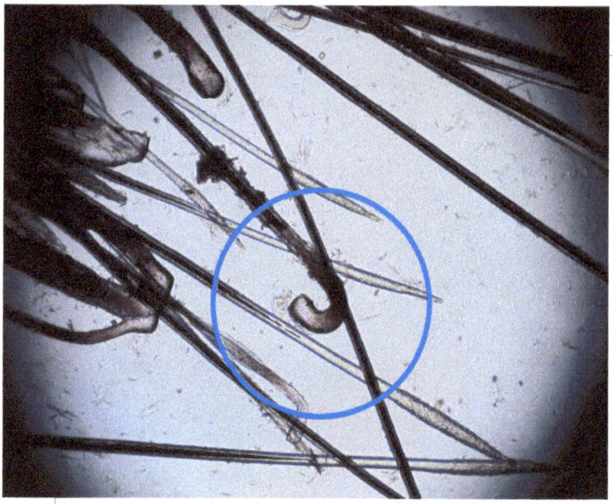

Anagen: imagen de la raíz con forma de palo de hockey sobre hierba.

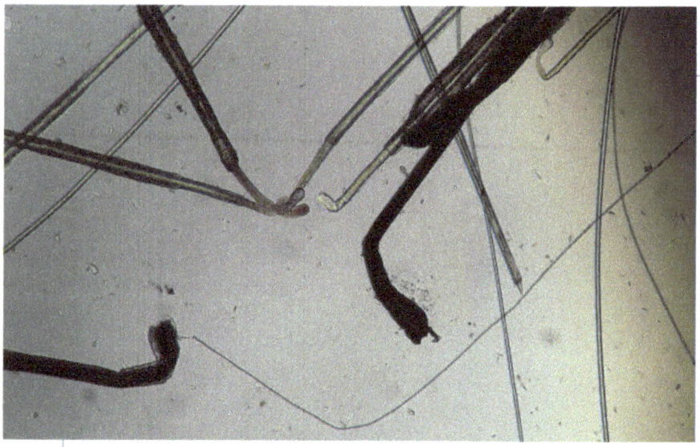

Catagen: imagen de la raíz con forma de palo de golf.

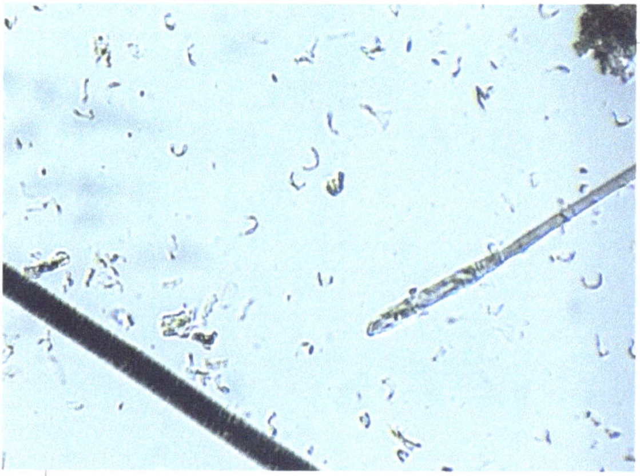

Telogen: imagen de pelo con foma de lanza.

el folículo piloso. Son pelos totalmente fisiológicos, con raíz en anagen.

En esta otra imagen podemos observar pelos en fa se de catagen, con la raíz en forma de palo de golf. El pelo ya está en fase de arresto, es decir, ni crece ni se cae, pero se está preparando para su caída, porque, si os fijáis, pasamos de una raíz totalmente curvada a una raíz con un ángulo de unos 90 grados, para acabar teniendo la raíz vertical que facilita la caída del pelo, de manera fisiológica o no. Observamos estas raíces con forma de palo de golf.

Por último, estas imágenes con pelos en forma de espárrago o de lanza, corresponden a pelos en telogen, fase de caída en la cual el pelo cae. Es un ciclo habitual, igual que el proceso de maduración o de queratinización de la epidermis, pero algunos cambios estructurales y morfológicos de los queratinocitos, cambios morfológicos de la raíz del pelo, y otros cambios fisiológicos o no (por condiciones climáticas, temperatura, humedad, ritmo circadiano, o características propias del paciente, como son causas endocrinas, nutricionales, malnutrición, estrés o fármacos), pueden alterar o modificar el ciclo folicular.

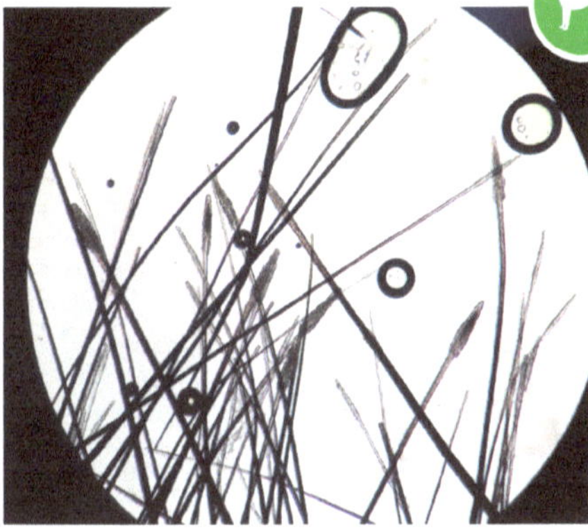

Pelos de golden retriever con telogenización masiva.

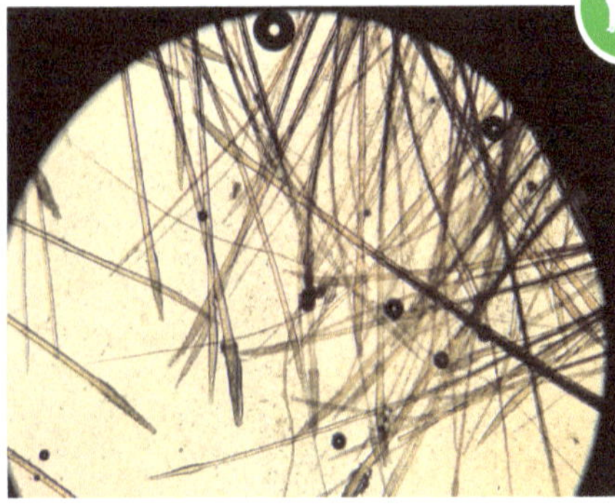

Pelos de bulldog inglés en telogenización masiva con queratosis folicular. Nótese la presencia de numerosa queratina libre.

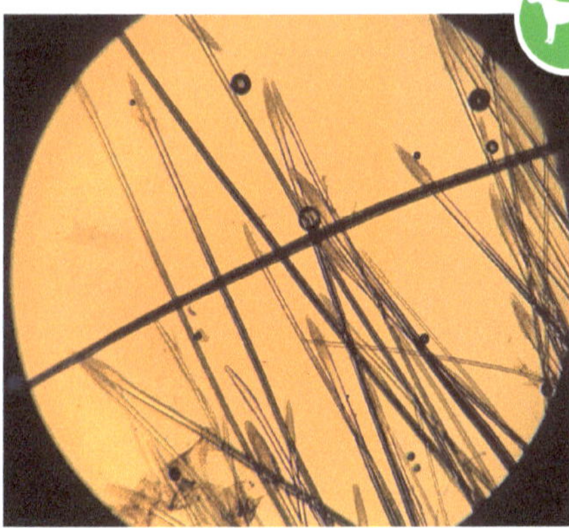

Telogenización en un carlino con foliculitis bacteriana.

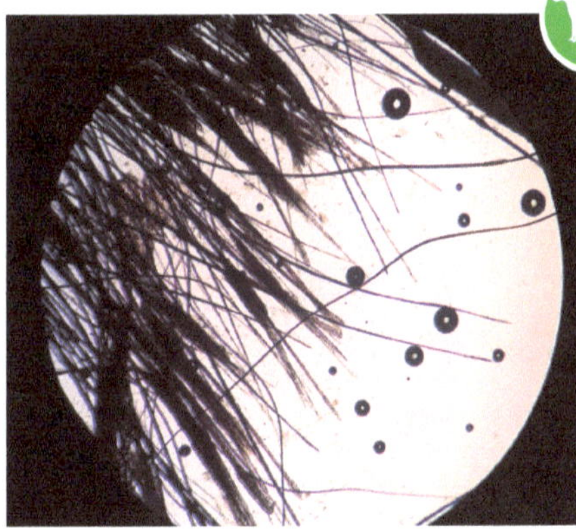

Telogenización con follicular casts en un labrador con un defecto de queratinización.

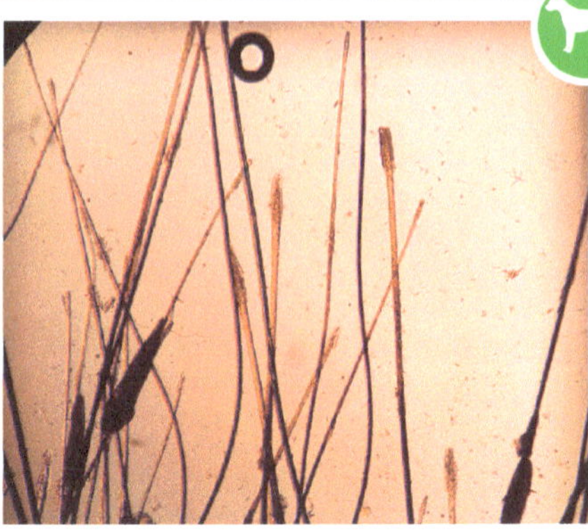

Telogenización con follicular casts en un dóberman con seborrea seca primaria.

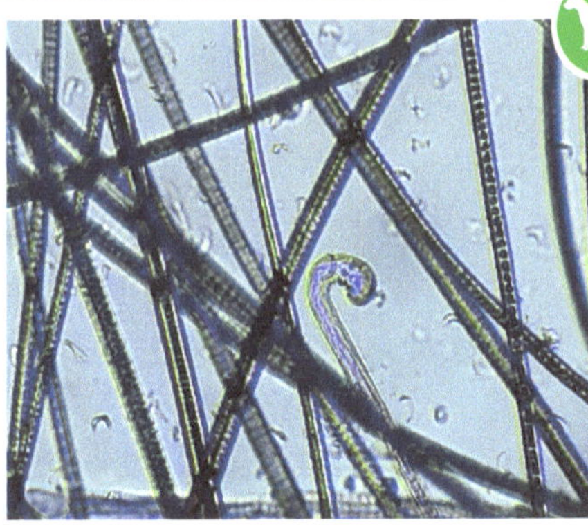

Pelo en anagen en un schnauzer gigante evaluado por una posible dermatofitosis.

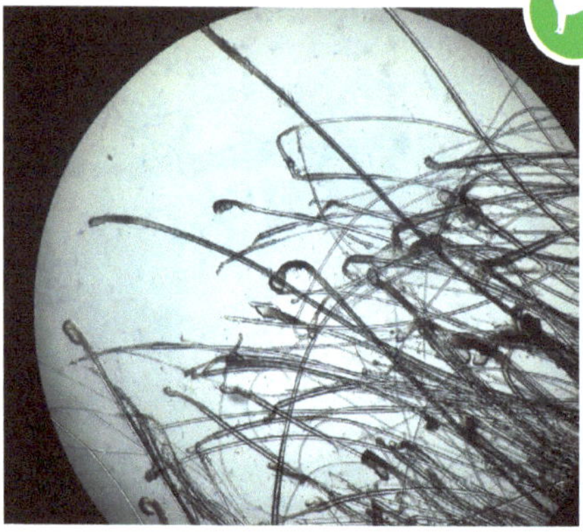

Anagénesis masiva característica del caniche.

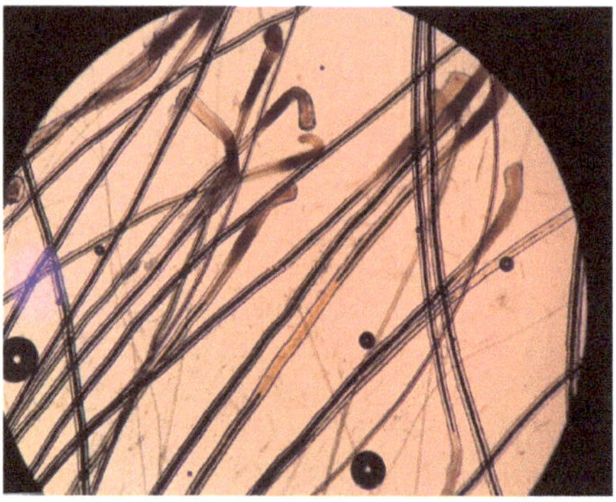

Tricograma no compatible con endocrinopatía por presencia masiva de pelos en anagen y catagen.

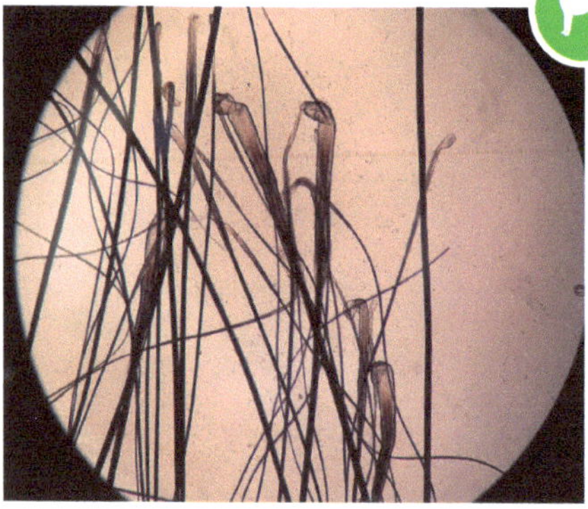

Paciente canino con pelos en catagen con tendencia a telogen.

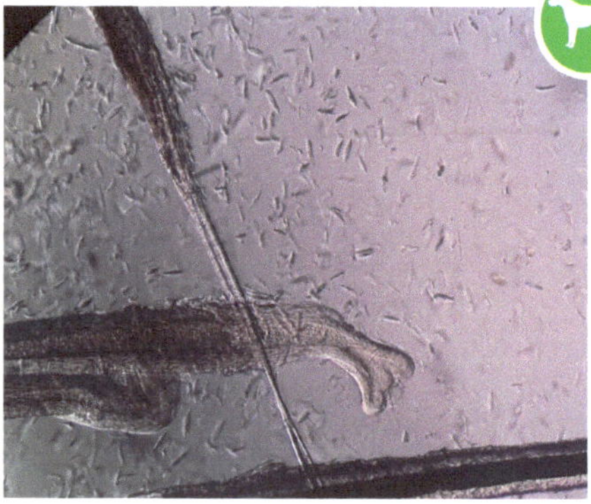

Vibrisa de un paciente canino de raza pitbull.

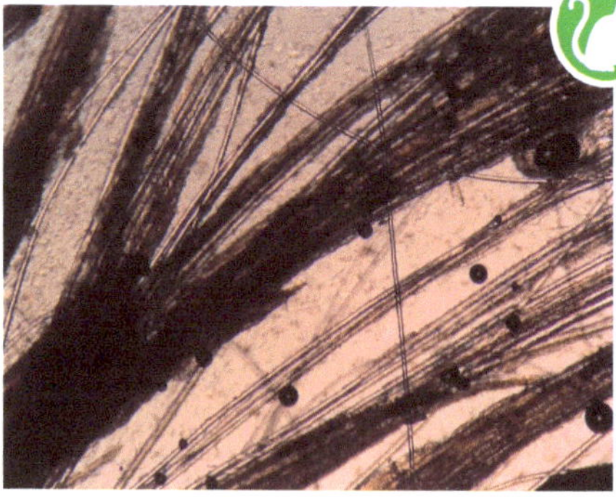

Queratosis folicular grave en paciente canino con placas seborreicas por un defecto de queratinización.

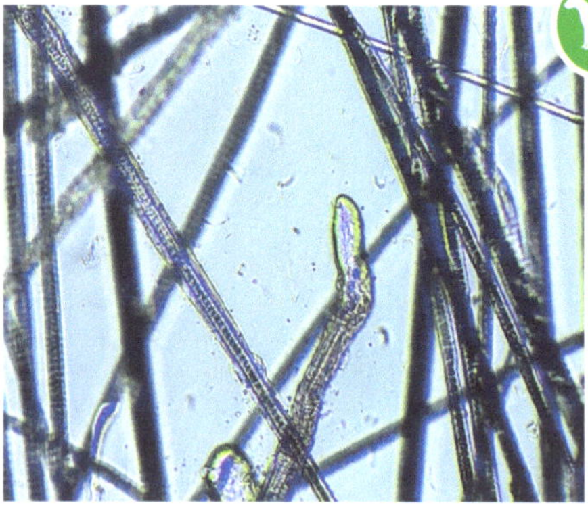

Pelo de paciente canino en catagen con tendencia a telogen.

CAPÍTULO 4

TRICOGRAMA:
CONOCIMIENTO DE LA ANATOMÍA
Y LA FISIOLOGÍA DE LA PIEL
Y SUS ANEXOS

Capítulo 4

TRICOGRAMA: CONOCIMIENTO DE LA ANATOMÍA Y LA FISIOLOGÍA DE LA PIEL Y SUS ANEXOS

PACIENTE DERMATOLÓGICO SIN PROBLEMAS FOLICULARES TRICOGRAMA PATOLÓGICO

En un paciente dermatológico sin problemas foliculares directamente causados por la patología que presenta el paciente, deberíamos encontrar una población proporcional de pelos en las tres fases. Es decir, en un paciente con un tricograma fisiológico tendríamos que encontrar pelos en anagen, en catagen y en telogen, como observamos en esta imagen. La proporción de las tres fases dependerá de cada paciente y de la zona de donde tomemos los pelos para el tricograma, ya que el crecimiento del pelo en el perro y en el gato es un crecimiento que denominamos «en mosaico», por zonas, no continuo como en el ser humano.

¿Cuándo podemos, por las fases del pelo, observar que hay patología? Pues cuando veamos que sobre todo hay presencia de una de las tres, o claramente cuando solo hay una de las tres fases en el tricograma.

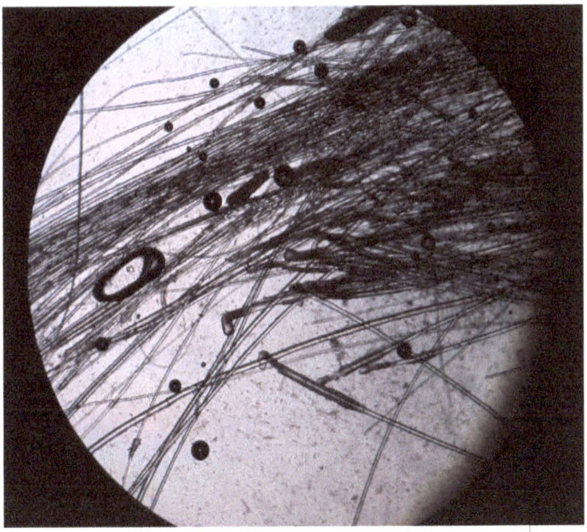

Tricograma totalmente fisiológico con pelos en anagen-catagen-telogen

Es de sobra conocida la telogenización, la masiva entrada de pelos en telogen, con lo cual se produce una gran caída de pelos que es patológica y en muchas ocasiones se debe a problemas hormonales, de vascularización de la piel, de queratosis folicular, de malnutrición, de estrés o por foliculitis bacteriana. Todo esto puede evidenciarlo el tricograma, ya que al microscopio veremos solo telogen, con lo cual es un tricograma patológico.

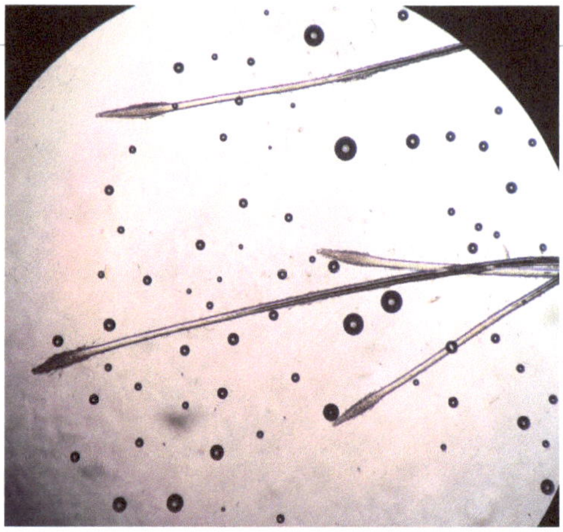

Telogenización generalizada por síndrome de Cushing. Obsérvese numerosas bolas de aire.

En el supuesto de que tengamos un tricograma con masivos pelos en telogen, es decir, una masificación de pelos en telogen (telogenización), y no sea, por evidencia clínica o por anamnesis, por una situación de estrés, cirugía, posparto, etc., y pensemos, por los síntomas y la anamnesis, que puede haber incluso una alopecia paraneoplásica o un problema sistémico, como una endocrinopatía por ejemplo, la grandeza del tricograma, una prueba tan sencilla, puede dar la puerta del éxito para luego continuar ahondando en el caso y en el diagnóstico, realizando análisis de sangre específicos, hemograma, bioquímica general, urianálisis o análisis de hormonas en concreto, ecografías, radiografías, etc.

TIPOS DE PELO Y MELANINA

El pelo está formado por queratina, que es una fibroproteína insoluble, constituida por 18 o más alfa-aminoproteínas, que constituyen cadenas de polipéptidos firmemente fijadas por puentes de azufre.

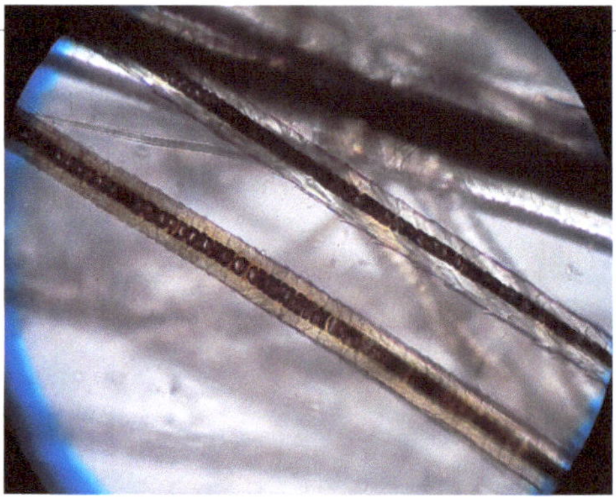

Pelos fisiológicos de color marrón claro y blanco. Obsérvese la fisiológica «vía de tren».

En verdad, considerando lo fino que es un pelo, es muy resistente a cualquier agente externo, a cualquier autotraumatismo y a cualquier agresión. La queratina es resistente también a la mayoría de las enzimas, incluyendo las del tracto digestivo. Por eso, muchas veces, pacientes que tienen prurito se lamen, se lamen y se lamen, y se mordisquean, y con esto ingieren pelos, y estos pelos, sobre todo en el gato (por la alopecia extensiva felina, cuya causa es prácticamente siempre una dermatosis pruriginosa), acaban formando tricobezoares, es decir, bolas de pelo que se observan en las heces, porque no han sido digeridos por las enzimas digestivas.

Por lo que respecta a la composición de la melanina, en el bulbo existe la «unidad melanoepidérmica», pero no 1:36 como en la epidermis, sino 1:5

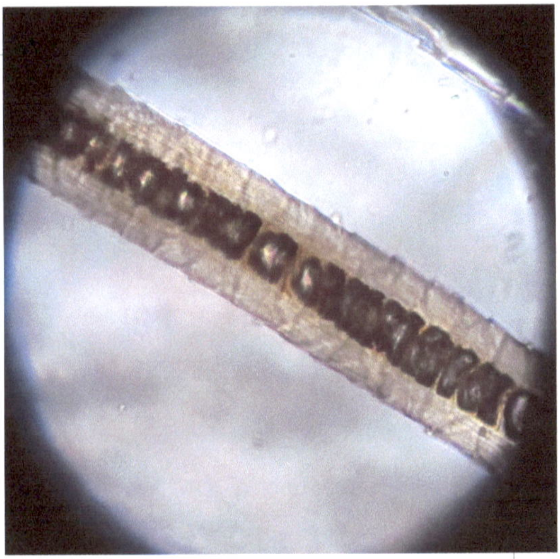

Pelo fisiológico de color marrón claro por la eumelanina. Se observa perfectamente la «vía de tren».

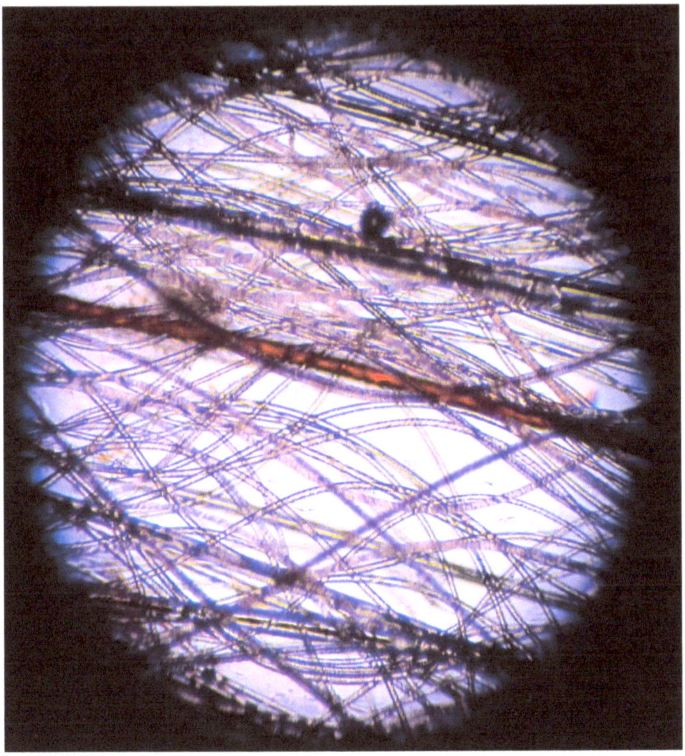

Pelo rutílico (pelirrojo) por la presencia de feomelanina en un gato tabby naranja.

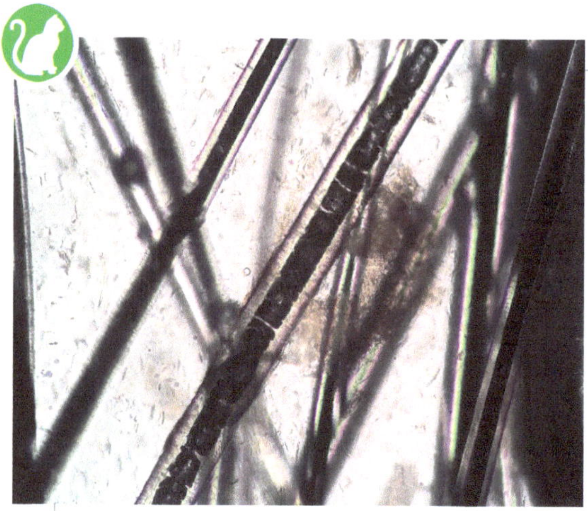

Pelo negro en un gato común europeo negro por la eumelanina.

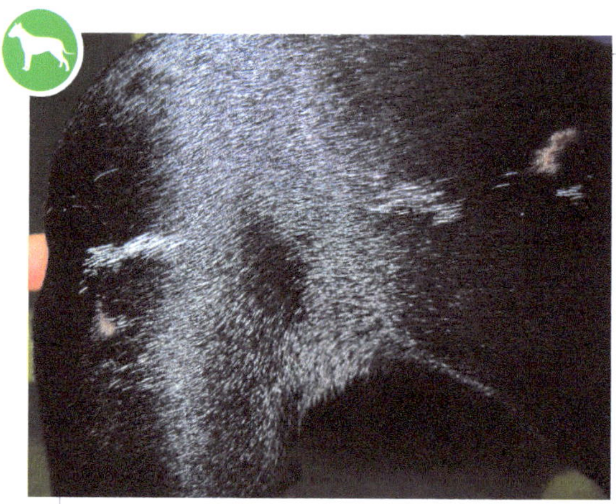

Leucotriquia posinflamatoria por resolución de úlceras por vasculitis en un pinscher.

es decir, la proporción melanocito queratinocito es 1:5 en el bulbo y 1:1 en la capa basal cercana a la papila folicular. Esto significa que va a haber mucha cantidad de pigmento en el folículo. El color del pelo que va a emerger depende de la cantidad y de la calidad de los melanosomas presentes en el folículo piloso. Hay dos tipos de melanosomas: pequeños y esféricos, y grandes y elípticos. Los primeros son los llamados feomelanosomas, y los segundos son los llamados eumelanosomas. La feomelanina sintetizada por los feomelanosomas es la que confiere el color rojo a los pelos, que se llaman pelos rutílicos, mientras que la eumelanina, sintetizada por los eumelanosomas, determina los colores negro, marrón oscuro, marrón, marrón claro y rubio. Que el animal sea de un color u otro depende de la proporción de eumelanina y feomelanina. Así saldrán todos los colores de las diferentes capas, tanto felinas como caninas. Los pelos grises, por ejemplo, se deben a fallos de los melanocitos activos por defecto del automantenimiento de las células madre melanocíticas.

Los pelos blancos se denominan leucotriquia. En la leucotriquia, lo que sucede es que hay un fallo de la melanogénesis, una reducción progresiva de esta, con posible pérdida de melanocitos. Esto se puede evidenciar también en el vitíligo. Generalmente ocurre por falta de tirosinasa funcionante, que es una de las tres enzimas fundamentales para que se pueda sintetizar melanina. Veremos más adelante la presencia de leucotriquia en casos de alopecia *areata*, justamente por una reacción autoimmune contra el folículo piloso.

PARTICULARIDADES RACIALES

Hay una serie de razas que presentan particularidades en cuanto al ciclo folicular y la composición de la melanina distribuida por toda la longitud del pelo.

Sabemos que los pelos, en general, pueden tener, según la raza canina o felina, y a veces también por influencias hormonales o sexuales, acúmulos de melanina más o menos densos, pero fisiológicos. Por ejemplo, el braco de Weimar tiene una particularidad muy especial, y es que, si observamos un pelo al microscopio, parece que sea un pelo de

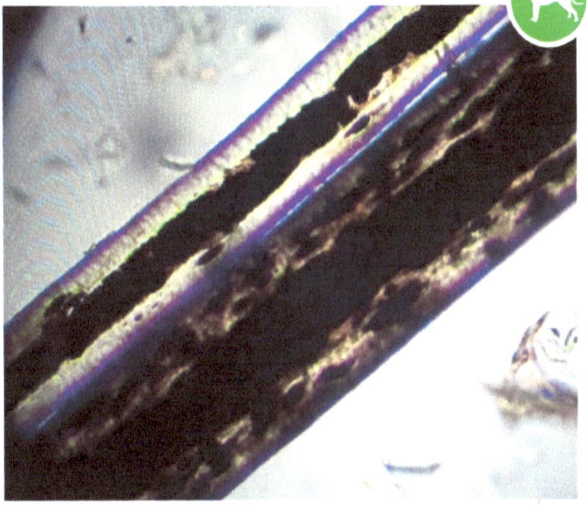

Pelos totalmente fisiológicos en la raza de perro braco de Weimar.

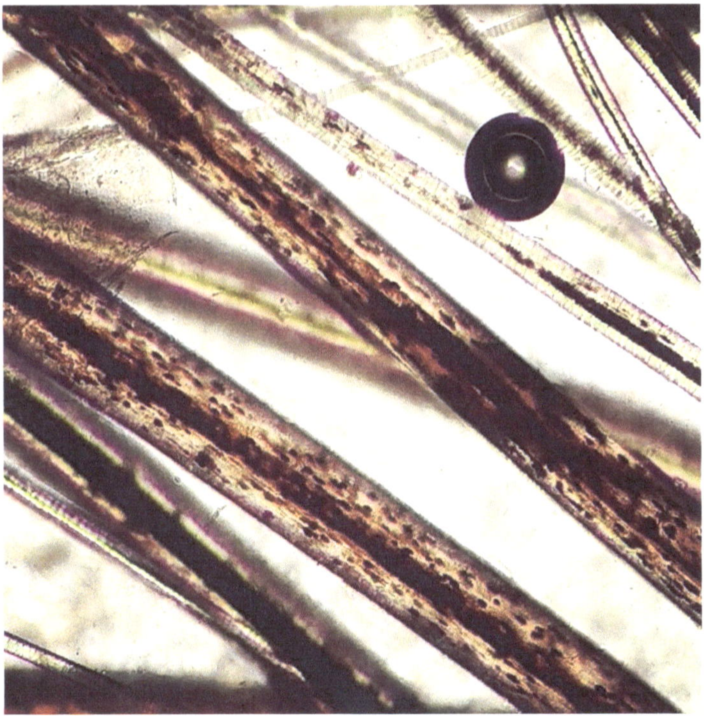

Pelos totalmente fisiológicos en la raza de gato bengalí.

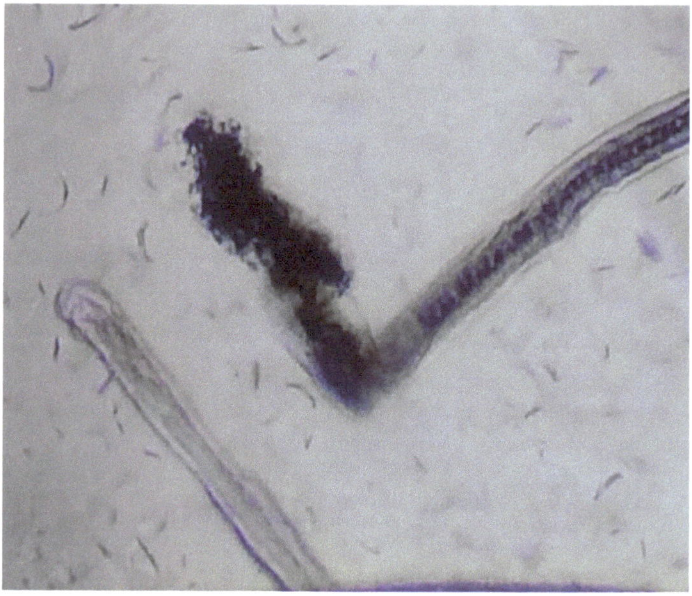

Retención de melanina (eumelanina) en la raíz de un pelo de un paciente felino de raza bosque de Noruega de capa gris.

leopardo o de guepardo, porque tiene acúmulos de melanina muy abundantes, muy evidentes, de pequeño a mediano tamaño, pero no son patológicos, sino fisiológicos, ya que no llegan a producir distrofia ni alteraciones de la morfología del pelo, y todos los pelos observados al microscopio no son homogéneos, sino con agregados de melanina en toda su superficie. Al hacer un tricograma por sospecha de una patología folicular, al microscopio se observa esta presencia de acúmulos de melanina fisiológicos, muy espectaculares y que son muy bonitos de ver.

Por otra parte, también hay razas que pueden tener particularidades en cuanto a la proporción de las fases del crecimiento del pelo. El caniche, el perro de aguas portugués y el perro de aguas español, al hacer el tricograma presentan prácticamente todos sus folículos pilosos en anagen. Hay un deflujo anagénico, que en este caso es fisiológico, y por eso los propietarios de un perro de aguas o de un caniche nunca ven pelo en el suelo en sus pisos y casas, ya que se les cae muy poco el pelo. Obviamente, cualquier perro de aguas y cualquier caniche puede presentar también, de manera patológica, un deflujo telógeno, con lo cual observaremos la mayoría de los pelos en telogen, por la causa que sea, normalmente endocrina. En el caso concreto del caniche, tienen una particular predisposición para padecer síndrome de Cushing e hipotiroidismo. Los perros de agua portugués y español no presentan tanta predisposición genética para las endocrinopatías, pero en cambio tienen mayor predisposición a padecer displasia-distrofia folicular.

CRUCES DE PERROS Y ASPECTOS GENÉTICOS

Ni qué decir tiene que la predisposición racial, igual que en todas las enfermedades, pero en este caso en las dermatológicas, tiene una explicación, y es que hay razas propensas a ciertas dermatosis, aunque esto no excluye que cualquier paciente de otra raza pueda presentar una de estas dermatosis con marcado carácter genético. No obstante, las tendremos en cuenta cuando tengamos un paciente de la raza X o Y, para considerarlo como diagnóstico diferencial si los síntomas, la topografía y el tipo de las lesiones que estamos evaluando nos cuadran. Asimismo, cualquier paciente que no tenga una raza estándar, los denominados cruces, podrá manifestar problemas genéticos aun no siendo una raza pura, dependiendo de la carga genética que lleve en su genoma de las diferentes razas que haya podido asumir.

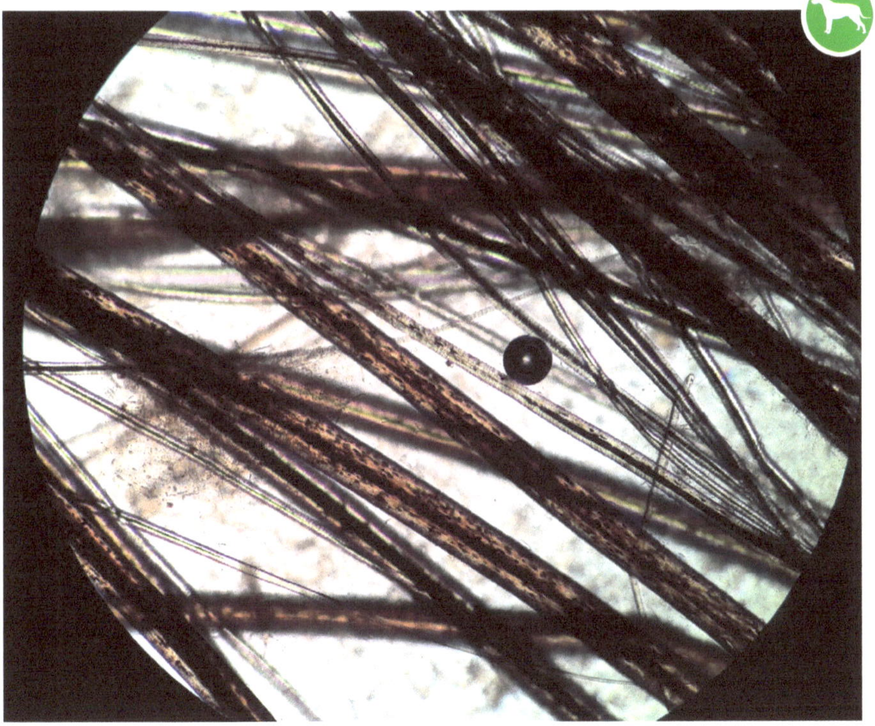

Pelos totalmente fisiológicos en la raza de perro braco de weimar.

CAPÍTULO 5

TRICOGRAMA: DEMODICOSIS

Capítulo 5

TRICOGRAMA: DEMODICOSIS

Por lo que respecta a la demodicosis, es una enfermedad altamente frecuente en dermatología veterinaria, sobre todo en dermatología canina; en dermatología felina es anecdótica. No obstante, vamos a ver cuándo hemos de sospechar una demodicosis para poderla evidenciar por tricograma.

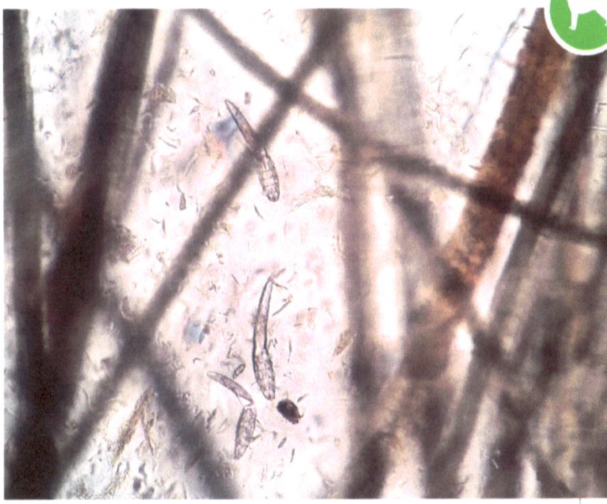

Tricograma: Demodex canis *adultos en un bóxer de 5 meses de edad.*

Sabemos que la demodicosis canina, sobre todo, presenta tres cuadros clínicos: localizada, pododemodicosis y generalizada. Cualquiera de las tres presentaciones clínicas en el perro necesita ser diagnosticada, y la manera de hacerlo es mediante el tricograma. Es muy sencillo y podemos observar *Demodex* con suma facilidad. ¿Por qué? Porque *Demodex* vive dentro del folículo piloso, y rara vez, muy rara vez, se localiza dentro de la glándula

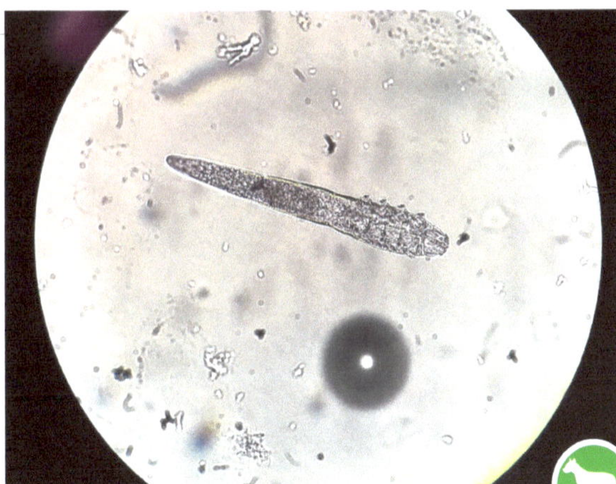

Tricograma: Demodex injai *en un fox terrier con seborrea oleosa dorsal crónica.*

sebácea; el 99% de los *Demodex* que presente el paciente se encontrarán en el folículo piloso. Por eso, es fundamental, tanto en la demodicosis como en cualquier patología que queramos evaluar con el tricograma, la toma de numerosas muestras. Realizaremos 5, 10, hasta 15 diferentes tricogramas en el mismo paciente, con lo cual, si un paciente presenta demodicosis, al tomar numerosas muestras seguro que lo vamos a observar.

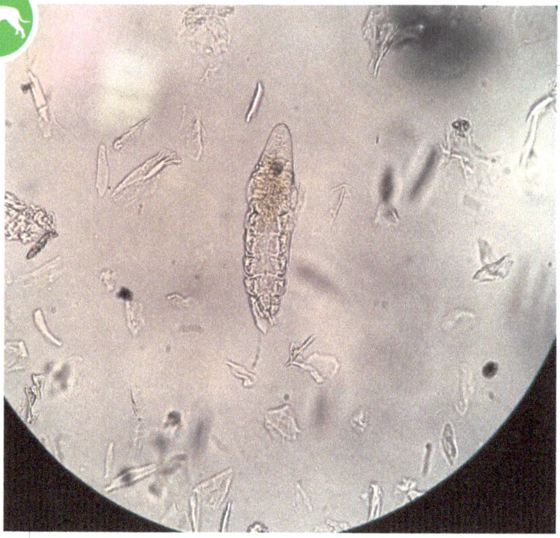

Tricograma: Demodex cornei *en un carlino de 10 años de edad.*

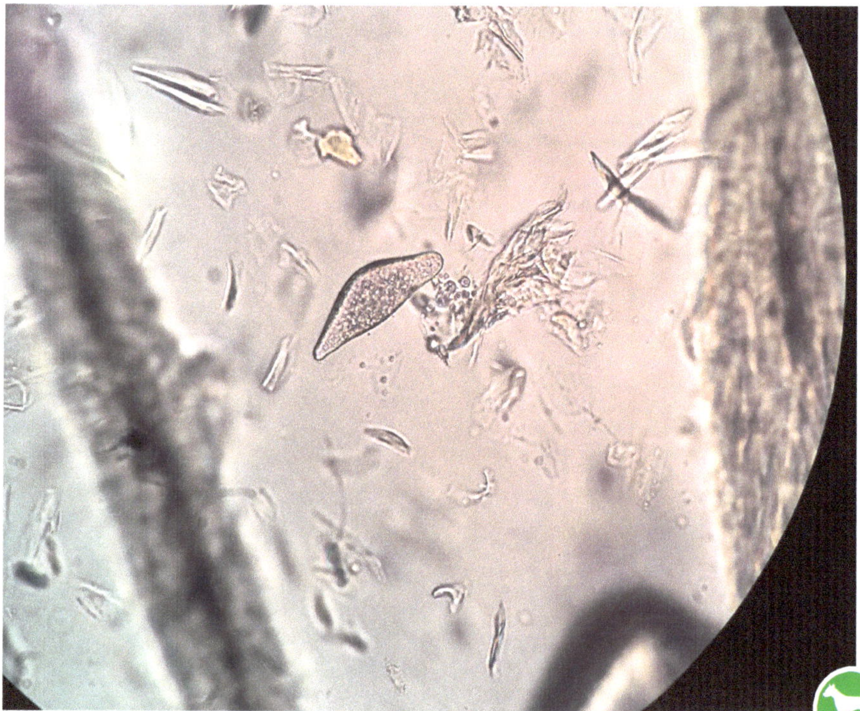

Tricograma: huevo de Demodex *en un yorkshire terrier de 4 meses de edad.*

¿QUÉ LESIONES ENCONTRAREMOS?

Obviamente, lesiones compatibles con demodicosis, como son pápulas foliculares, pústulas foliculares, comedones, eritema, hipotricosis y alopecia. Existe una predisposición racial en numerosas razas, como carlino, bulldog inglés, bulldog francés... En la presentación denominada demodicosis juvenil intervienen de manera marcada la genética o factores debilitantes, como estados patológicos que comporten inmunosupresión o, en la

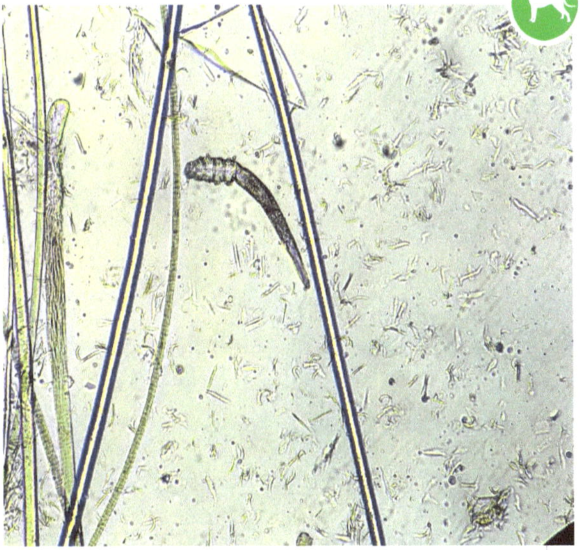

Tricograma: Demodex injai *en un airedale terrier con dermatitis seborreica dorsal.*

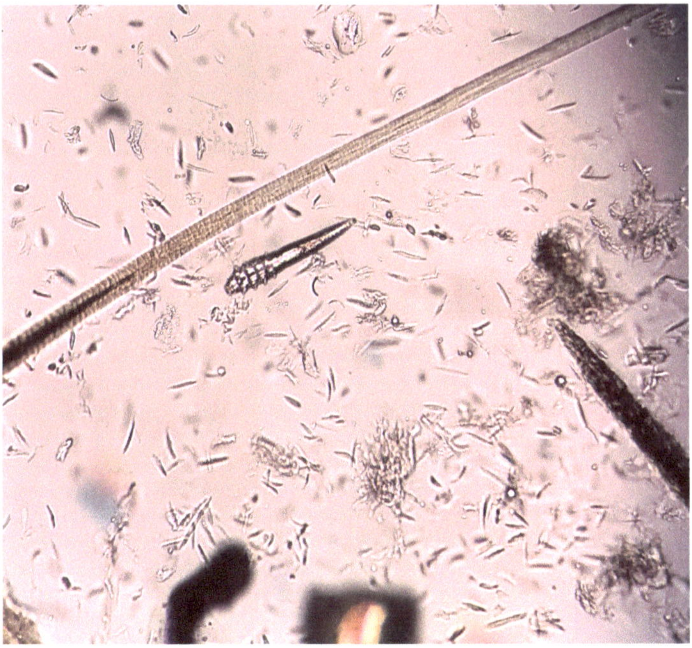

Tricograma: Demodex canis *adulto en un bulldog francés hembra tras el celo.*

hembra, el celo. Por otra parte, la presentación denominada demodicosis del adulto se refiere a pacientes adultos o sénior que presentan carencias nutricionales o enfermedades debilitantes, como leishmaniosis, endocrinopatías o neoplasias, o que reciben corticoterapia crónica; situaciones que favorecen el sobrecrecimiento de *Demodex.* Arrancaremos pelos desde la raíz en zonas compatibles con demodicosis. En el caso de los gatos, en los que la demodicosis es mucho menos frecuente que en los perros, deberemos valorar la posibilidad de que haya una enfermedad debilitante, y tendremos que evaluar siempre la posible presencia de una enfermedad vírica de base. Esto es lo primordial, y luego, si es negativo, ahondaremos en posibles inmunodepresiones por neoplasias, endocrinopatías o tratamientos. La demodicosis canina, si es localizada+, no la trataremos, ya que el 90% se curan solas y solo el 10% se generalizan; en cambio, si es generalizada o pododemodicosis, sí la trataremos.

En un tricograma podemos observar los diferentes tipos: *Demodex canis. Demodex cornei* y *Demodex injai,* las tres especies de *Demodex canina.*

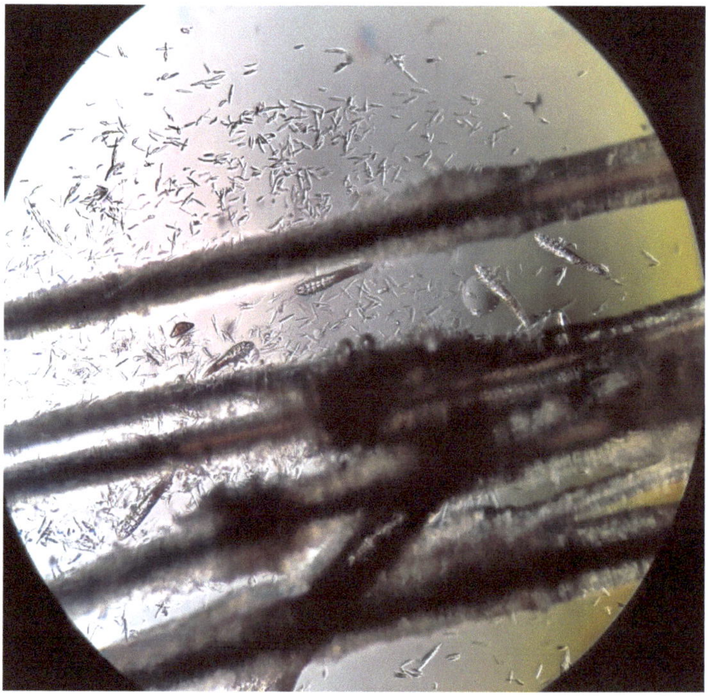

Tricograma: Demodex canis *adultos en un Chihuahua de 1 año de edad.*

Según los estudios filogenéticos, *D. cornei* y *D. canis* comparten casi el 100% de su genética, con lo que se postula que posiblemente son el mismo ácaro con distinta morfología, mientras que *D. injai* comparte aproximadamente un 75% de su genética con *D. canis*.

Vemos en este caso un gato con demodicosis facial, muy poco frecuente. Siempre hemos de pensar en *Demodex* en gatos con dermatosis facial no pruriginosa, con alopecia y eritema. La demodicosis se denomina «sarna roja» porque una de las lesiones principales es la presencia de eritema.

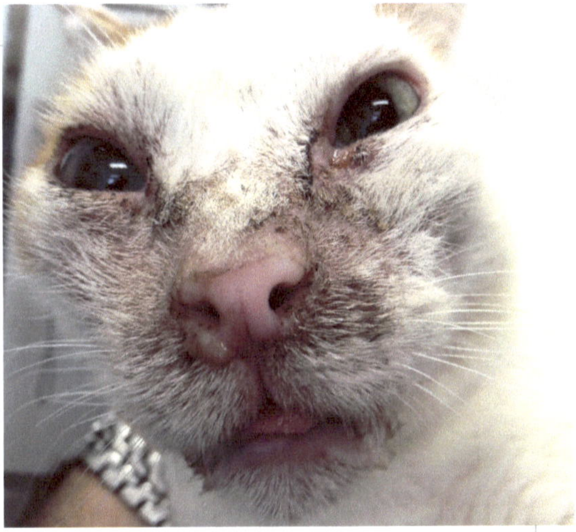

Demodicosis felina en un paciente inmunosuprimido FIV positivo.

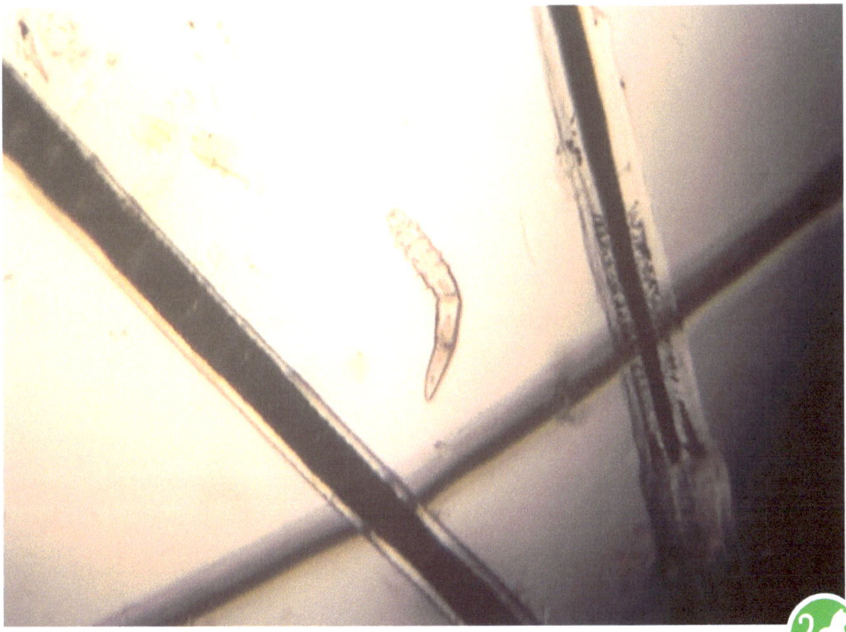

Tricograma: Demodex cati *de un paciente felino con FIV positivo.*

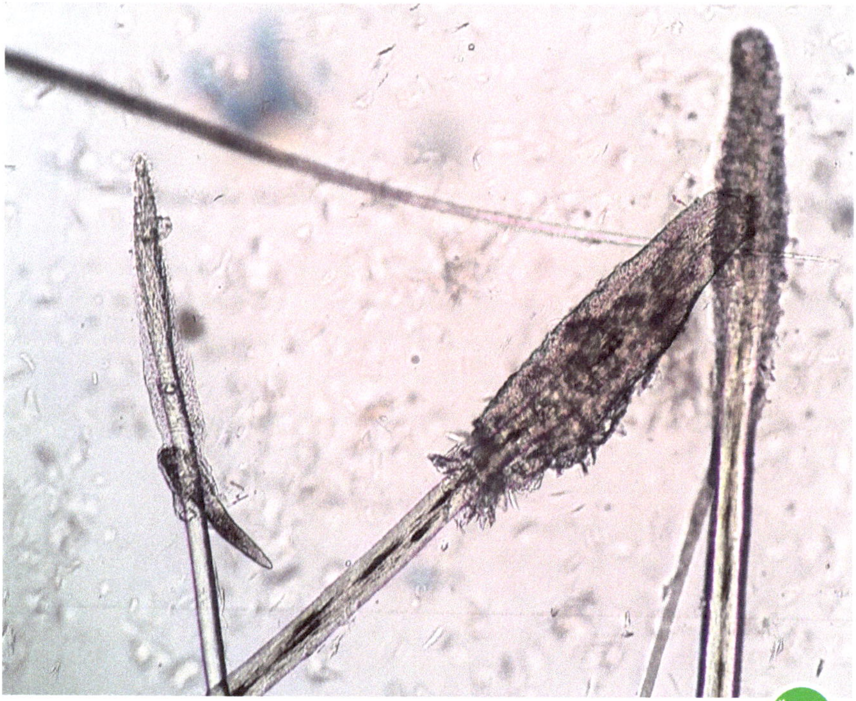

Tricograma: obsérvese la posición de Demodex canis *embebido en la queratina de la raíz del pelo*

Cuando tengamos la sospecha de que un paciente presenta demodicosis, como por ejemplo ante un cachorro con una, dos o tres alopecias no pruriginosas, que sería una de las presentaciones clínicas más frecuentes de demodicosis localizada, tomaremos muestras de cada una de las zonas alopécicas y haremos numerosos tricogramas, porque podremos observar *Demodex* con suma facilidad. Es muy importante, como decíamos antes, tomar muchas muestras: 5, 10 y hasta 15, de varias zonas sospechosas o de una sola. Y hemos de ser muy generosos, arrancaremos mucho pelo, para poder observar bien y obtener el mayor número posible de *Demodex* para confirmar la sospecha diagnóstica. Encontraremos *Demodex,* como decíamos, por la presencia de eritema, alopecia, comedones, etc.

Bien, sabemos ya que la demodicosis comporta de algún modo una inmunodepresión. El paciente que presenta demodicosis tiene alguna inmunodeficiencia, innata o adquirida. La mayoría de las veces será adquirida, temporal, con lo cual se van a poder curar con relativa facilidad.

¿Pero cuándo podemos sospechar que el paciente presenta una demodicosis? Es muy típico el caso de un cachorro, cuyo sistema inmunitario aún está inmaduro, y hay un sobrecrecimiento de *Demodex*. Como no hay una inmunocompetencia celular, el paciente todavía no es inmunocompetente, *Demodex* se reproduce con facilidad y sin freno, y produce como patología *demodicosis*. También es típico el caso de una hembra que entra en celo y presenta inmunodepresión, sobre todo celular, y hay sobrecrecimiento de *Demodex*, durante el celo o después. También una hembra gestante, durante la gestación o una vez que ha parido, en la lactación, presenta una inmunosupresión celular que puede conllevar el sobrecrecimiento de *Demodex*. Otro caso son los pacientes sénior, en los cuales el sistema inmunitario envejece por la denominada inmunosenescencia, y entonces *Demodex* puede sobrecrecer; o que presentan enfermedades sistémicas, como endocrinopatías o neoplasias, o situaciones de malnutrición, que también pueden asociar inmunosupresión y llevar a un sobrecrecimiento de *Demodex*.

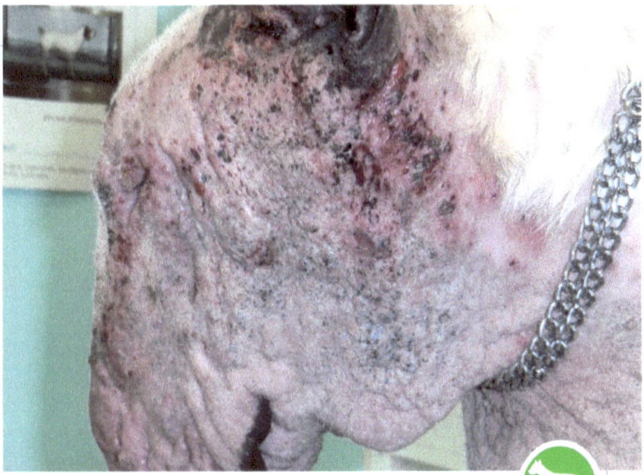

Demodicosis generalizada en un bullterrier.

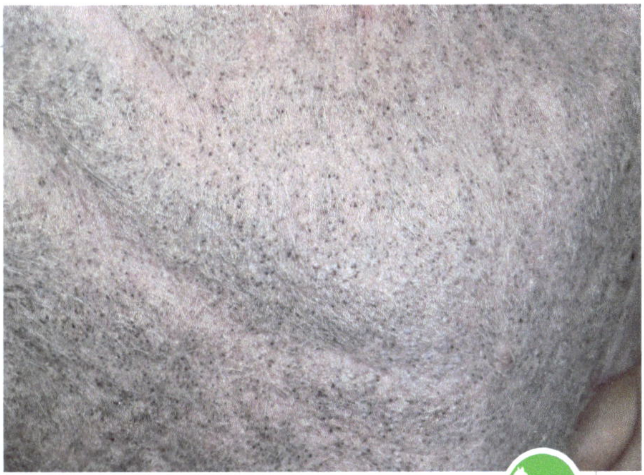

Demodicosis generalizada en un bullterrier.

Por último, hay que hacer una mención especial a los pacientes que están siendo tratados con fármacos inmunosupresores o con fármacos que bloquean la vía celular, inhibiendo al receptor del interferón gamma, el cual activa la respuesta celular Th1, lo que comportará una inmunosupresión celular en mayor o menor medida (en ciertos casos intensa), que facilita la presencia de demodicosis, en estos casos normalmente generalizada.

Además, *Demodex* libera un factor que facilita el sobrecrecimiento bacteriano, y en muchas ocasiones una demodicosis puede convertirse en una piodemodicosis, con presencia de pioderma secundaria, y también normalmente foliculitis bacteriana en casos leves y forunculosis en casos graves por la instauración de pioderma profunda. El paciente lo va a manifestar con la presencia de pústulas foliculares, que deberán ser evaluadas mediante citología de una muestra tomada con la técnica «del huevo frito» para poder evidenciar que se trata de una pústula séptica, con presencia de polimorfonucleares, neutrófilos y bacterias fagocitadas. En estos casos tendremos que tratar tanto la demodicosis como la pioderma.

Si existen costras, haremos la citología de una muestra tomada por aposición tras levantar la costra, realizando la técnica de «la tapa de yogur».

[*Clase magistral*]

DEMODICOSIS

http://amazingbooks.es/tricograma-clase-magistral-1-demodicosis-i

[*Clase magistral*]

DEMODICOSIS II

http://amazingbooks.es/tricograma-clase-magistral-1-demodicosis-ii

CAPÍTULO 6

TRICOGRAMA: ALOPECIA *AREATA*

Capítulo 6

TRICOGRAMA: ALOPECIA *AREATA*

Alopecia *areata* es una enfermedad autoinmunitaria en la cual se crean anticuerpos contra el folículo piloso, y obviamente, como es un ataque directo del sistema inmunitario dirigido a los folículos pilosos, el pelo cae. En los humanos es bastante frecuente la alopecia *areata* y presenta varios cuadros clínicos, pero vamos a resumirlos en tres: 1) presencia de alopecia localizada o multifocal en el cuero cabelludo; 2) lo que denominamos alopecia *totalis*, en la cual hay alopecia total en el cráneo, las cejas, la barba y el bigote; y 3) la alopecia *universalis*, en la cual no hay ni un pelo en toda la superficie corporal.

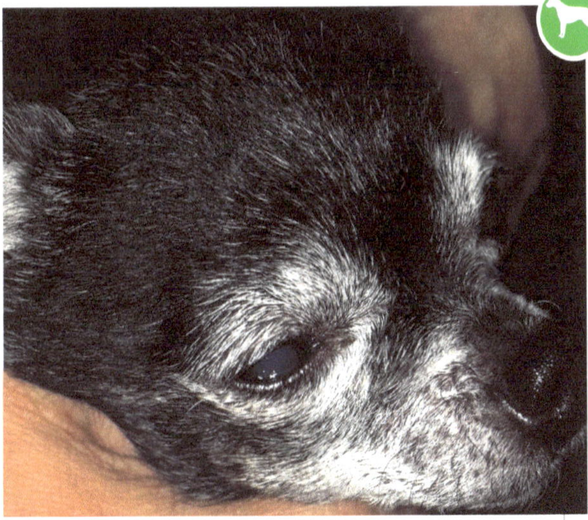

Paciente canino con alopecia areata y leucotriquia tras la resolución del cuadro.

En el perro, la alopecia *areata* es un cuadro clínico similar al del humano. En el gato no existe la alopecia areata como tal, sino una variante que se llama *Pseudopelade* y es muy poco frecuente.

Hablemos ahora de la alopecia *areata*. Como decíamos, es una enfermedad autoinmunitaria en la cual se crean anticuerpos contra el folículo piloso. Es una reacción del sistema inmunitario que acaba desencadenando una reacción celular compuesta por linfocitos, sobre todo CD4 y CD8, pero también pueden observarse mastocitos, macrófagos, eosinófilos y células *natural killer*. Dicha reacción autoinmunitaria

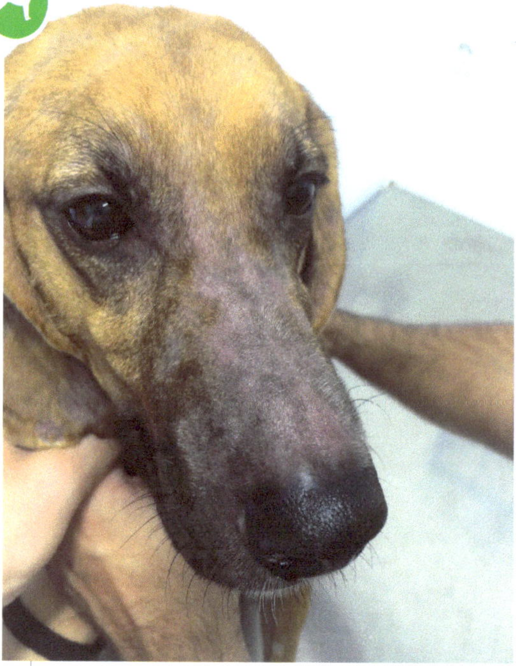

Paciente canino con alopecia facial en el puente nasal por alopecia areata.

conllevará inflamación, con lo que va a haber una foliculitis y en muchos casos una perifoliculitis, una foliculitis mural que comportará la caída del pelo. Las lesiones suelen ser alopecias sin inflamación, alopecia pura y dura, y hay casos en los que también el pelo crece de manera espontánea, porque en esa zona ha desaparecido la reacción autoinmunitaria sin tratamiento. Con tratamiento también puede controlarse la reacción autoinmunitaria y observar el recrecimiento del pelo. Cuando el pelo crece o recrece, en muchas ocasiones se observa pelo blanco: leucotriquia posinflamatoria. Es un signo clínico muy interesante que hay que tener en cuenta.

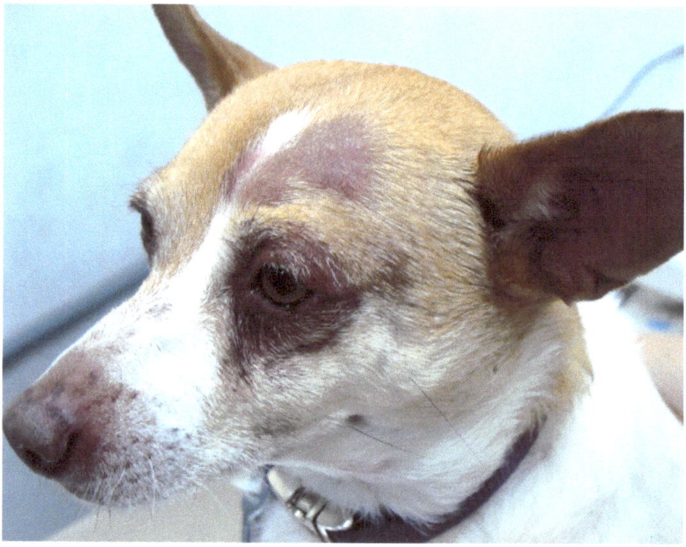

Paciente canino con alopecia facial periocular, temporal y perinasal por alopecia areata.

¿CÓMO PODEMOS DIAGNOSTICAR O SOSPECHAR UNA ALOPECIA AREATA EN UN PERRO?

Pues con la realización, obviamente, del tricograma. En la alopecia *areata*, el tricograma tiene la particularidad de mostrar la presencia de raíces en forma de garfio o gancho, como podemos observar en estas imágenes. No es una raíz fisiológica, pues no es un anagen, un catagen ni un telogen normales.

La topografía lesional de la alopecia *areata* en el perro suele ser simétrica bilateral, pero también puede ser monolateral, y en la mayoría de casos empieza con alopecia periocular y suele avanzar descendiendo al puente nasal y la zona de los maseteros. También se pueden ver afectados los pabellones auriculares, y en casos de alopecia generalizada o de una amplia afección por alopecia *areata* podemos observar todo el tronco como si fuera una endocrinopatía o diferentes alopecias dispersas multifocales, imitando perfectamente a una foliculitis bacteriana, una demodicosis o una dermatofitosis. En este caso hemos de tomar muchísimas muestras, porque en los tricogramas no es tan fácil poder ver la presencia de pelos en forma de garfio como, por ejemplo, en una

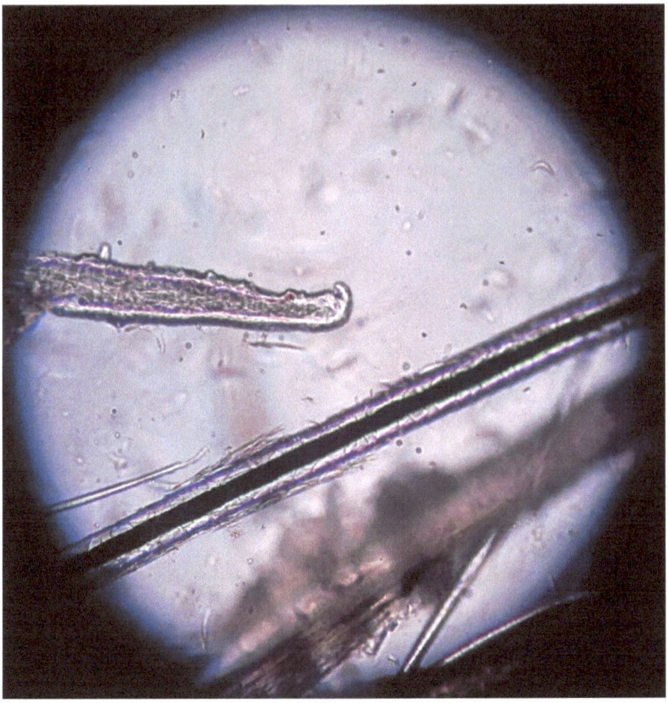

Paciente canino con alopecia areata *y leucotriquia tras la resolución.*

demodicosis. Así, si en caso de sospecha de demodicosis hacemos 5, 10 o 15 portas, aquí hemos de hacer como mínimo 20 para poder observar pelos en forma de garfio.

Ante la sospecha clínica, por la topografía y el tricograma, de una alopecia *areata* en un paciente, ya que entre otras características es una dermatosis no pruriginosa, con presencia de alopecias puras y duras, para el diagnóstico, si uno tiene mucha experiencia, viendo el tricograma y el tipo de lesiones y la topografía, puede ser suficiente. No obstante, es una de las pocas enfermedades en las que se recomienda histopatología para su confirmación.

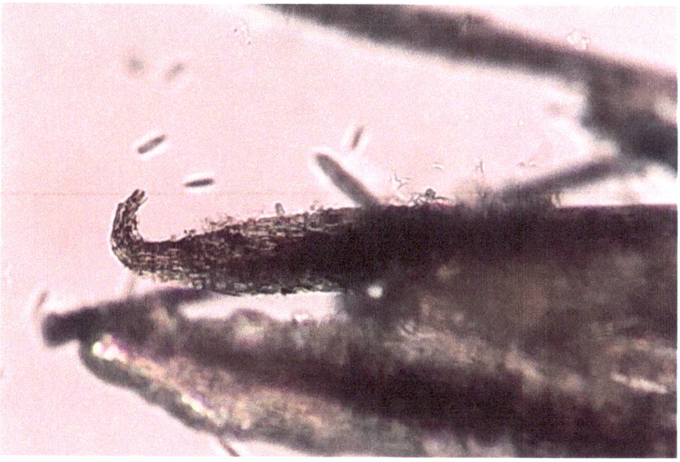

Raíz en forma de garfio en un paciente canino con alopecia localizada facial.

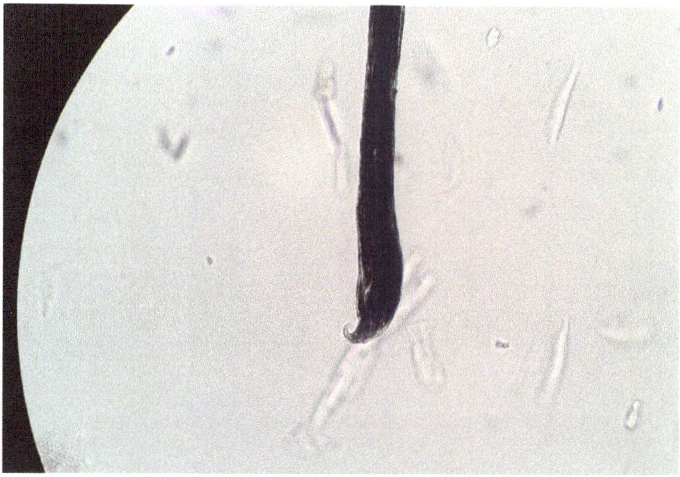

Tricograma con raíces en forma de garfio en un paciente canino con alopecia en el puente nasal.

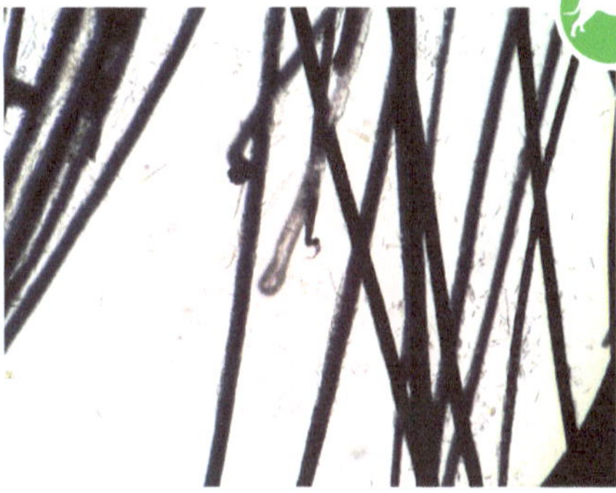

Tricograma con raíces en forma de garfio en un paciente canino con alopecia periocular.

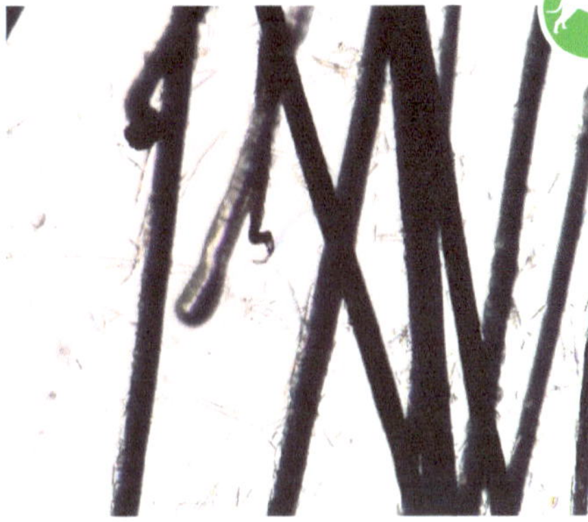

Detalle de la imagen anterior.

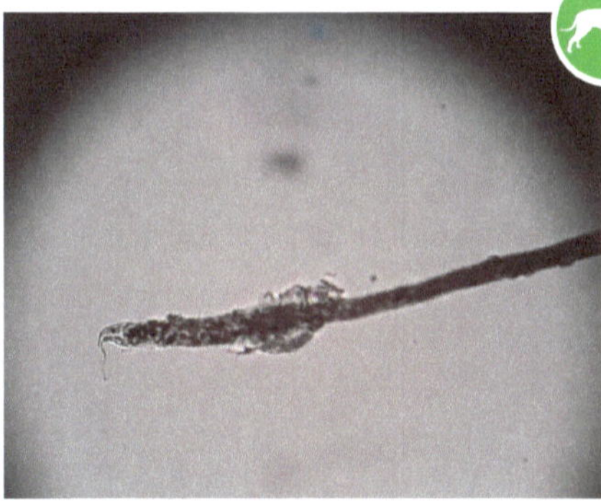

Tricograma con raíces en forma de garfio en un paciente canino con alopecia en la zona temporal.

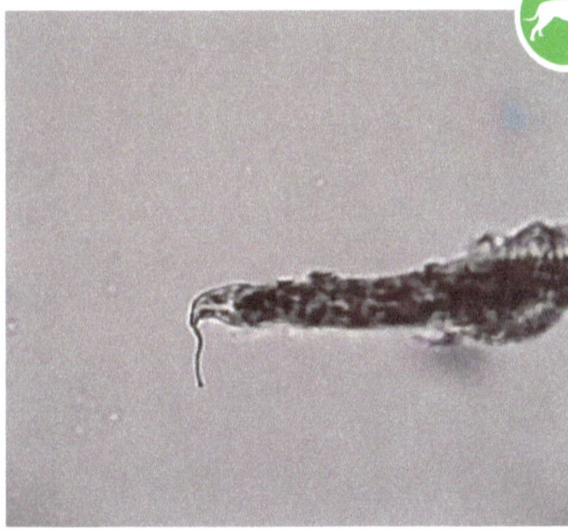

Detalle de la imagen anterior.

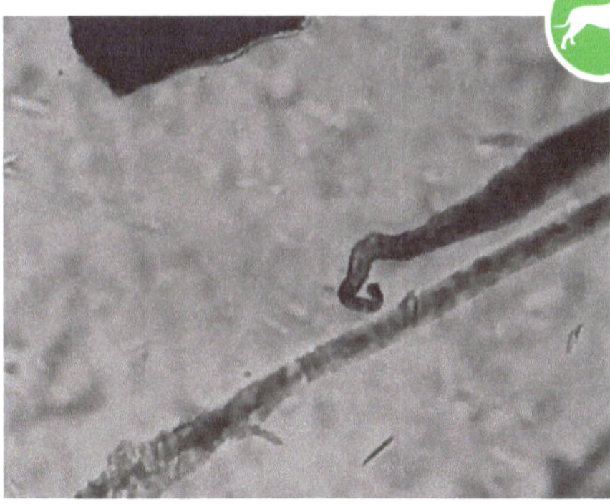

Tricograma con raíces en forma de garfio en un paciente canino con alopecia facial.

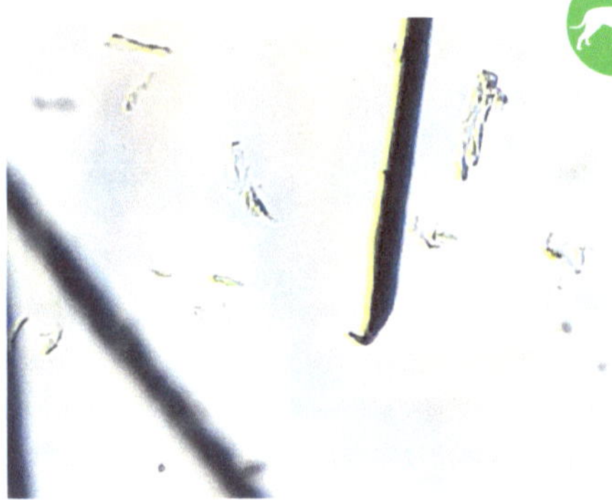

Tricograma con raíces en forma de garfio en un paciente canino con alopecia periocular y en el puente nasal.

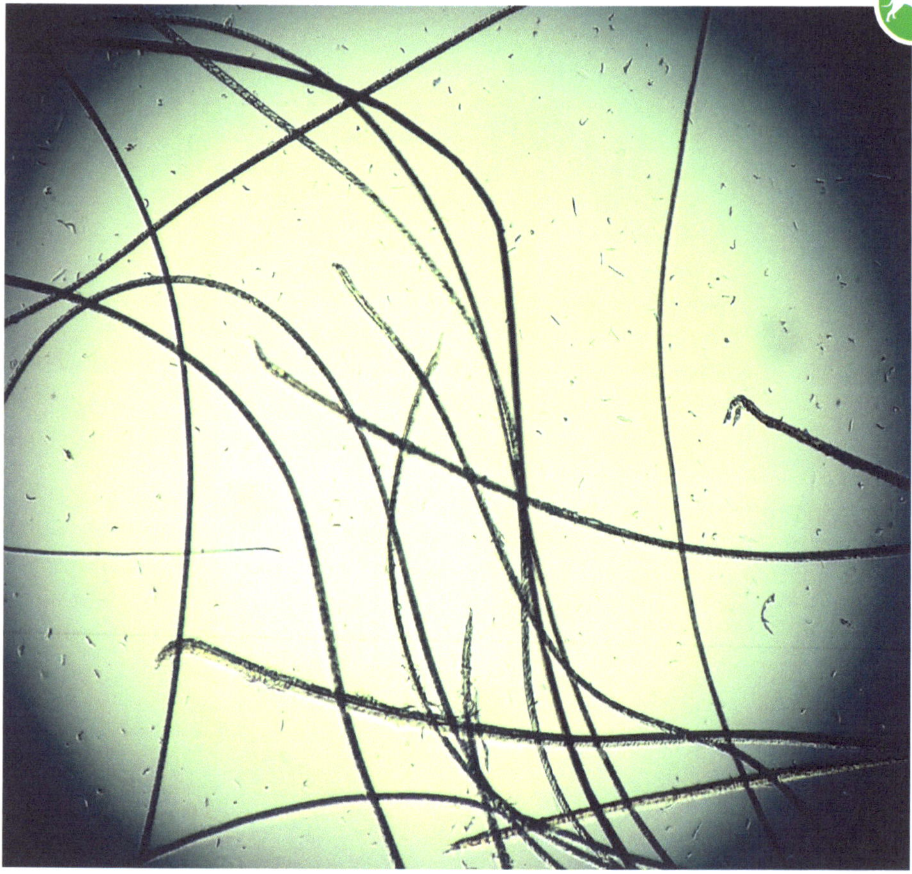

Tricograma con raíces en forma de garfio en un paciente canino con alopecia en los dos pabellones auriculares.

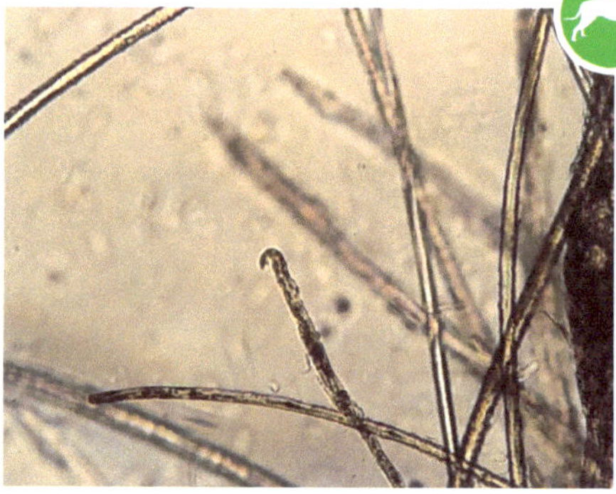

Tricograma con raíces en forma de garfio en un paciente canino con alopecia perilabial

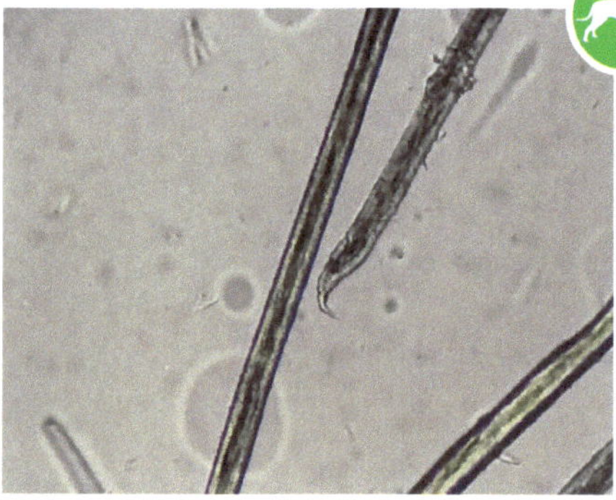

Tricograma con raíces en forma de garfio en un paciente canino con alopecia facial extensa.

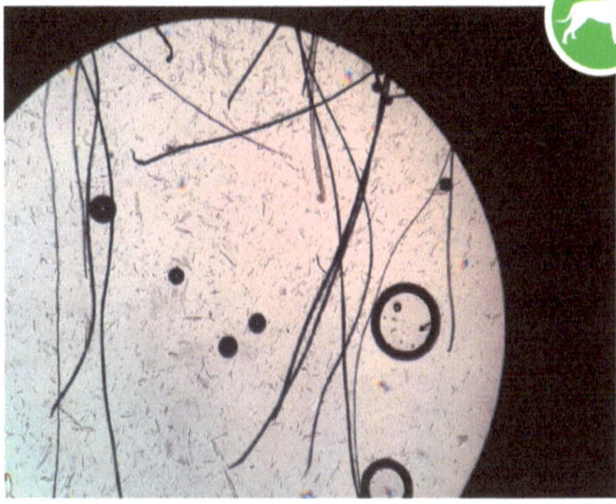

Tricograma con raíces en forma de garfio en un paciente canino con alopecia facial extensa.

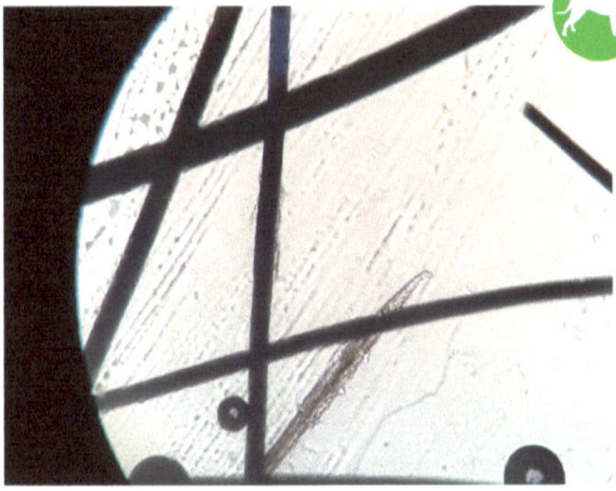

Tricograma con raíces en forma de garfio en un paciente canino con alopecia facial extensa.

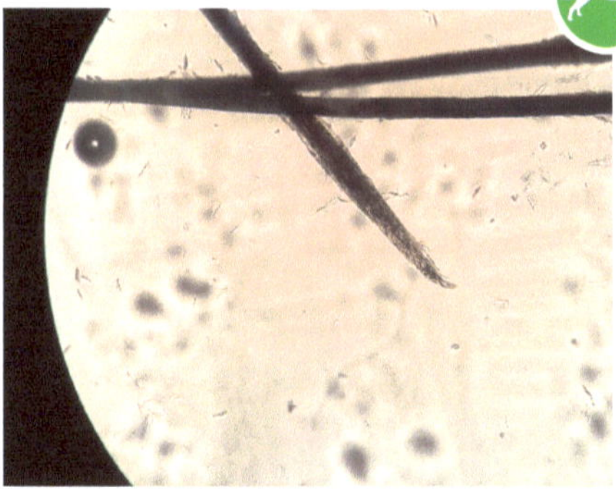

Tricograma con raíces con ligera forma de garfio en un paciente canino con alopecia extensa del puente nasal.

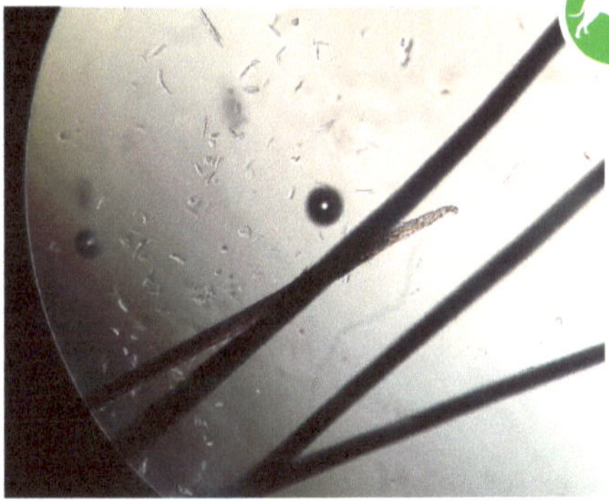

Tricograma con raíces con ligera forma de garfio en un paciente canino con alopecia extensa periocular bilateral.

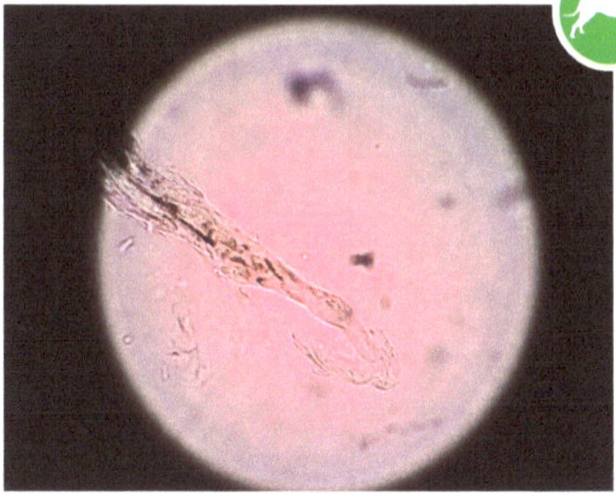

Tricograma con raíces con ligera forma de garfio en un paciente canino con alopecia extensa periocular bilateral y en el puente nasal.

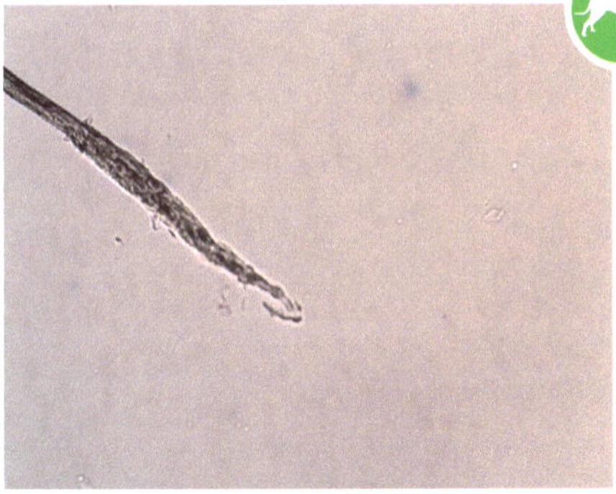

Imagen clarísima de raíz en forma de garfio en un paciente canino con alopecia multifocal.

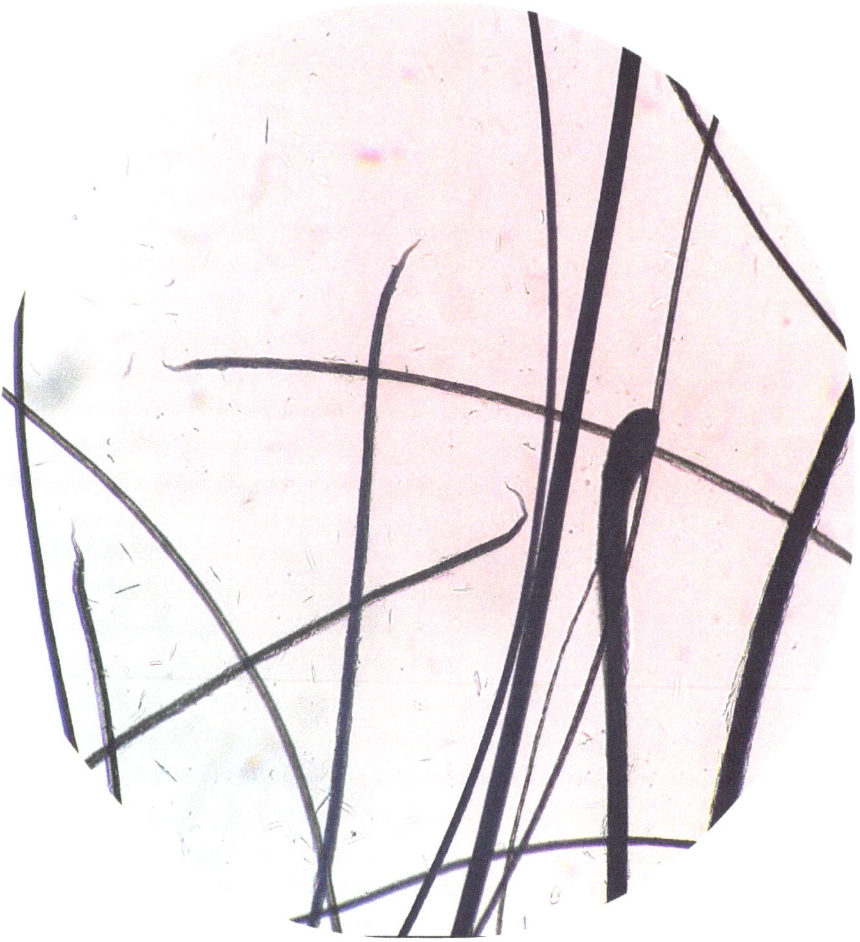

Numerosos pelos en forma de garfio en un paciente con alopecia periocular derecha.

[Clase magistral]

ALOPECIA AREATA 1

http://amazingbooks.es/tricograma-clase-magistral-2-alopecia-areata-i

[Clase magistral]

ALOPECIA AREATA 2
(TOPOGRAFÍA LESIONAL)

http://amazingbooks.es/tricograma-clase-magistral-2-alopecia-areata-ii

CAPÍTULO 7

TRICOGRAMA: ALOPECIA EXTENSIVA FELINA

Capítulo 7

TRICOGRAMA: ALOPECIA EXTENSIVA FELINA

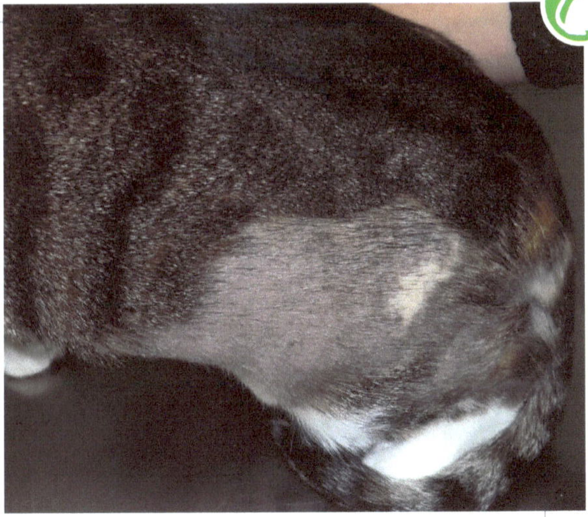

Alopecia extensiva felina en el flanco de un gato.

La alopecia extensiva felina es un cuadro clínico muy frecuente en la dermatología felina. Anteriormente cuando se diagnosticaba, se determinaba como una patología debida a una causa psicógena que debe tratar un veterinario experto en medicina del comportamiento animal "Etología". Hoy es conocida la principal causa de la alopecia extensiva felina, es **el prurito**, que consiste en una dermatosis pruriginosa que comporta que el paciente tenga la necesidad de lamerse. Al tener un lamido constante, aparece un cuadro de alopecia, propiciada por un lamido constante del gato, al sentir picor por la causa principal mencionada. Como se puede apreciar en la imagen, esta lesión suele ser bastante localizada, fundamentalmente en el tercio posterior, o incluso ya cuando son casos crónicos, bastante generalizada, encontrandose en zonas donde el paciente se puede lamer. Principalmente a nivel dorsal, los flancos y tercio posterior.

No es habitual que la alopecia extensiva felina sea debido a una alergia alimentaria, porque la alergia alimentaria es de una intensidad de prurito intenso. La frecuencia del lamido en el gato indica que el paciente presente diferentes niveles, o bien puede ser un prurito leve, o también moderado, en este caso último podría ser compatible con dermatitis alérgica por picadura de pulgas.

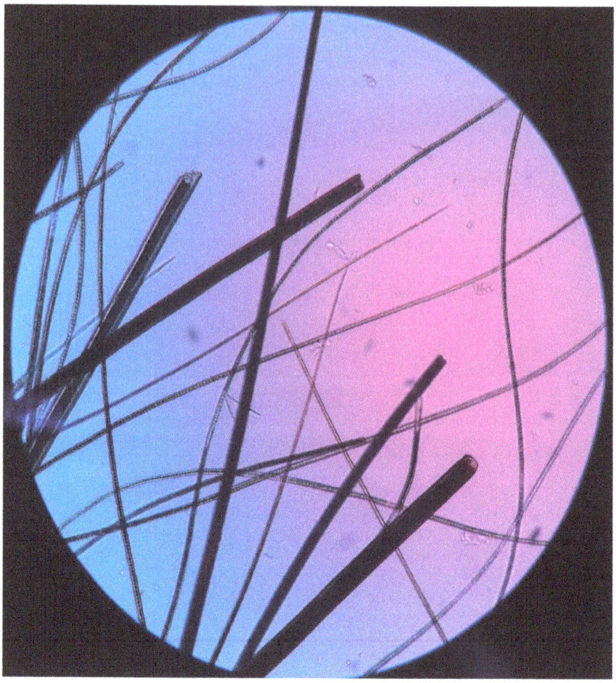

Tricograma: Se puede observar en la imagen del microscopio, que los pelos de un paciente felino tienen las puntas rotas.

Otra posible causa puede ser por topografía e hipersensibilidad ambiental. En este caso deberemos activar mecanismos de control de pulgas, y evaluar respuesta. Si transcurrido un tiempo, no hay crecimiento del pelo y no disminuye el prurito, activaremos control de prurito por causa de hipersensibilidad ambiental.

La alopecia extensiva felina, como su nombre indica, es una patología que corresponde a la dermatología felina, pero excepcionalmente se pueden dar casos en razas de perro, sobre todo razas de pequeño tamaño, por ejemplo; pinscher, chihuahua, yorkshire terrier, que simulan una alopecia extensiva felina. Y el protocolo es el mismo, deberemos realizar tricograma, observar si hay puntas rotas, examinar si existe prurito leve, o si es más intenso, prurito moderado, en cuyo caso se deberá al igual que con el paciente felino realizar un protocolo de control de pulgas y evaluar la atopia.

[**Clase magistral**]

ALOPECIA EXTENSIVA FELINA

http://amazingbooks.es/tricograma-clase-magistral-3-alopecia-extensiva-felina

CAPÍTULO 8

TRICOGRAMA: DERMATOFITOSIS

Capítulo 8

TRICOGRAMA: DERMATOFITOSIS

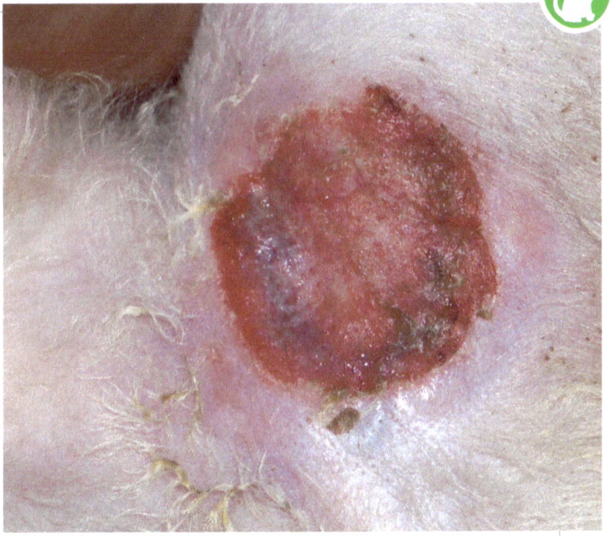

Dermatofitosis en un paciente felino de raza persa con la presentación clínica denominada pseudomicetoma dermatofítico felino.

La dermatofitosis es, obviamente, otra dermatosis que tanto por tricograma como por citología podemos diagnosticarla, y lo mejor de todo, con mucha facilidad. Sabemos que la dermatofitosis felina es muy frecuente, y la dermatofitosis canina lo es mucho menos de lo que se cree. Sabemos también que hay razas que presentan déficits inmunitarios celulares innatos de linfocitos T, tanto en el perro como en el gato, lo que va a suponer mucha dificultad para combatir una dermatofitosis, como por ejemplo en un perro de la raza yorkshire terrier, cuando presenta una dermatofitosis, esta es generalizada y extensa, abarcando una amplia área de la superficie corporal.

En el gato, en la raza persa, muchos son portadores asintomáticos de dermatofitos y acaban contagiando a otros perros o gatos, o a sus propietarios, con los que conviven. Además, sean o no portadores asintomáticos, los gatos persas, según las líneas genéticas, pueden también presentar alteraciones inmunitarias celulares innatas con déficits de linfocitos T, lo que facilitará la presencia de dermatofitosis generalizada y dificultarán su tratamiento y curación. En estos casos, si sospecha-

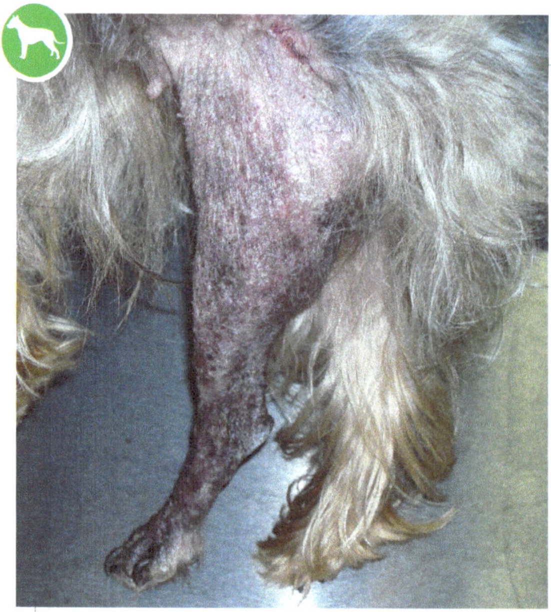

Dermatofitosis generalizada en un paciente canino de raza yorkshire terrier.

mos de déficits inmunitarios innatos, sin duda trataremos con fungicidas para no depender del sistema inmunitario del paciente.

¿Cómo vamos a diagnosticar una dermatofitosis? Pues por la topografía, el tipo de lesiones y la anamnesis. Es decir, la dermatofitosis afecta sobre todo a nivel facial, nivel rostral, pabellón auricular, y nivel podal, manos y pies; también puede ser generalizada, incluyendo la punta de la cola, que es otra localización habitual de dermatofitosis.

En cuanto al tipo de lesiones, la más característica es la alopecia, obviamente, pero podemos observar hipotricosis, costras y descamación, y también comedones, porque el folículo piloso se rellena de esporas de *Dermatophytes*. Haremos numerosos tricogramas, entre 10 y 20, en los que podremos observar imágenes como esta, en la cual se ven pelos invadidos por esporas de *Dermatophytes*. La ventaja de estas imágenes es que se observa la diferencia entre un pelo normal y un pelo infectado por *Dermatophytes*, en el cual se pierde su estructura fisiológica, que es en forma de vía de tren, porque el pelo es invadido por esporas y se pierde la morfología. Todos los *Dermatophytes*, tanto en-

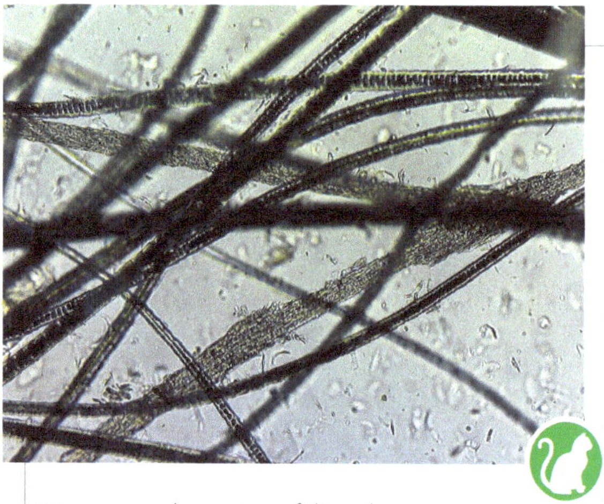

Tricograma de paciente felino de raza persa con "Dermatophytes". Nótese como el el lado derecho de la imagen se cruzan 2 pelos repletos de esporas y se observa perfectamente en la parte superior de la imagen de un pelo sano con "vías de tren ".

dotrix como ectotrix, acaban invadiendo la queratina, tanto folicular como del pelo, y tanto en el perro como en el gato.

Existen presentaciones clínicas particulares, como los denominados *ringworm*, que son formas clínicas circulares, a modo de anillo; los querion, que son lesiones nodulares granulomatosas; y la onicomicosis, con afección de la queratina ungueal. En estas presentaciones clínicas particulares, la realización de citología, tricograma o ambos es asimismo primordial.

Particularmente, a mí no me importa en absoluto cuál es la especie de dermatofito que presenta el paciente, ya que todos se tratan igual. En la mayoría de los casos es *Microsporum canis* o *Trichophyton mentagrophytes*, pero hay otras especies de dermatofitos que también puede infectar, como *Microsporum gypseum* y *Microsporum audouinii*. Aunque sean diferentes especies de dermatofitos, todos acaban produciendo las lesiones que hemos mencionado antes y la invasión del pelo por esporas de dermatofitos.

Existe una especie de dermatofito en concreto que no infecta la queratina intrafolicular, sino la queratina interfolicular. Se transmite a través de roedores y no produce alopecia por definición, sino descamación, costras y lesiones circulares, denominadas *ringworm*, a modo de collarete epidérmico. Podemos observar en este caso una alopecia secundaria a autotraumatismo o por la presencia de una patología folicular concomitante, como foliculitis bacteriana, demodicosis, etc.

En la citología, podemos observar hifas y microconidios. Los macroconidios solo se ven en cultivos, pero yo no hago cultivos porque normalmente diagnostico la dermatofitosis por tricograma y citología.

De todas maneras, ante la mínima sospecha clínica de dermatofitos, por una cuestión de sanidad pública, hemos de tratar siempre al paciente.

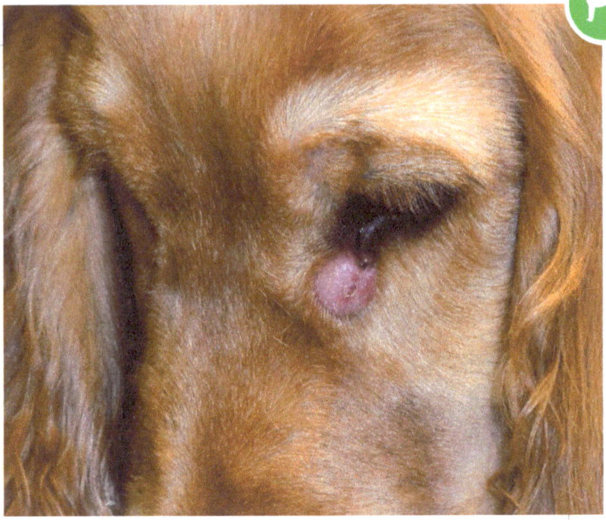

Querion facial en un paciente canino de raza cocker spaniel.

Por lo que respecta a la citología de la dermatofitosis, la haremos de las costras, de la seborrea o simplemente de una muestra tomada por aposición directa de la epidermis. Recordemos que hay una característica, una presentación clínica típica de la dermatofitosis, que es la presencia de querion. El querion es una lesión única, solitaria, nodular, granulomatosa, en la cual se aísla la infección fúngica, pues el microorganismo produce una cápsula. Es en él donde tomaremos la muestra para hacer la citología, por punción o por capilaridad, o incluso por aposición, y también tricograma de los pelos que están presentes en el nódulo y alrededor. Sabemos que podemos encontrar esporas de *Dermatophytes* en 10 cm alrededor de las lesiones, con lo cual es fundamental tomar numerosas muestras de nuevo, de tricograma.

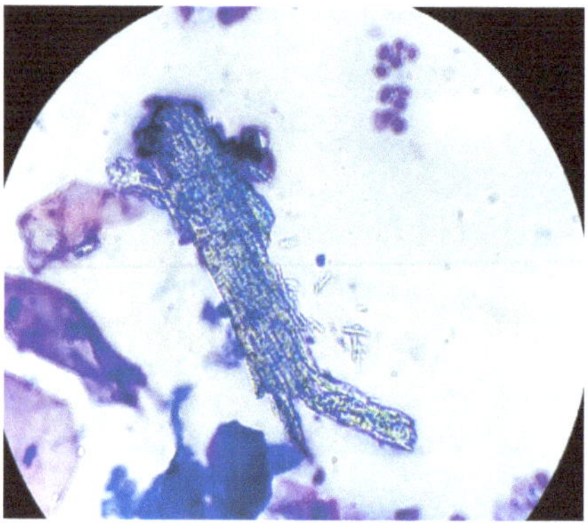

Citología diagnóstica para dermatofitosis en la que se observa un pelo teñido, invadido por esporas de dermatofitos.

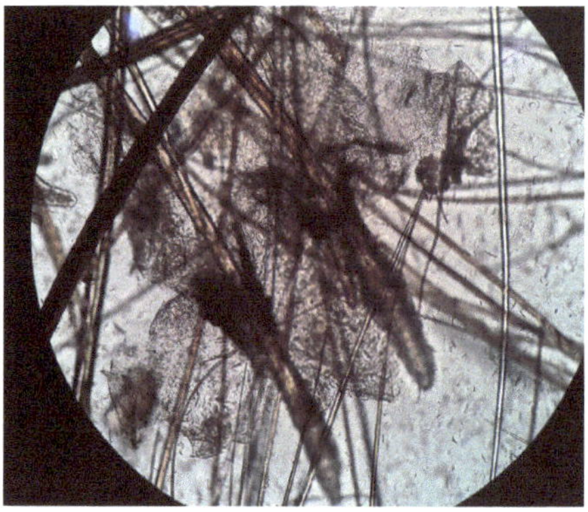

Tricograma diagnóstico para dermatofitosis. En este caso se observa la queratina libre entre pelos invadida por esporas.

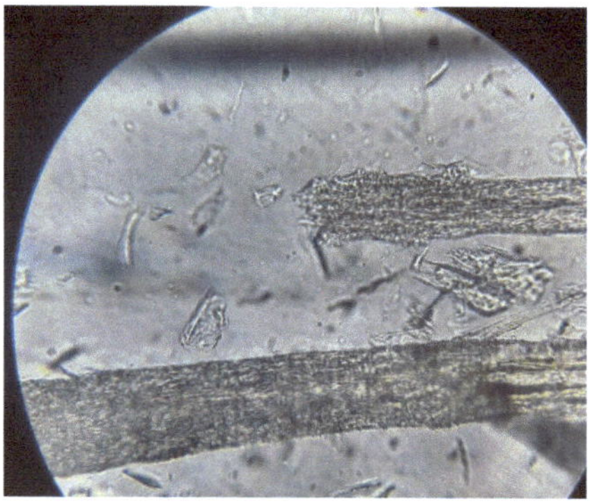

Tricograma diagnóstico para dermatofitosis. En la imagen se observan pelos llenos de esporas.

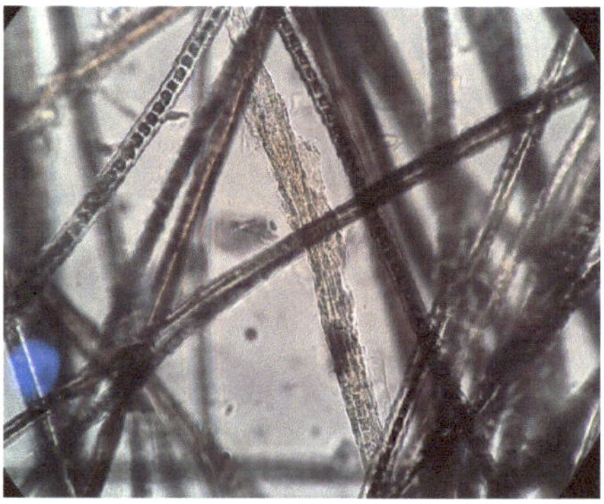

Tricograma diagnóstico para dermatofitosis. Nótese cómo el pelo infectado pierde la forma de "vía de tren".

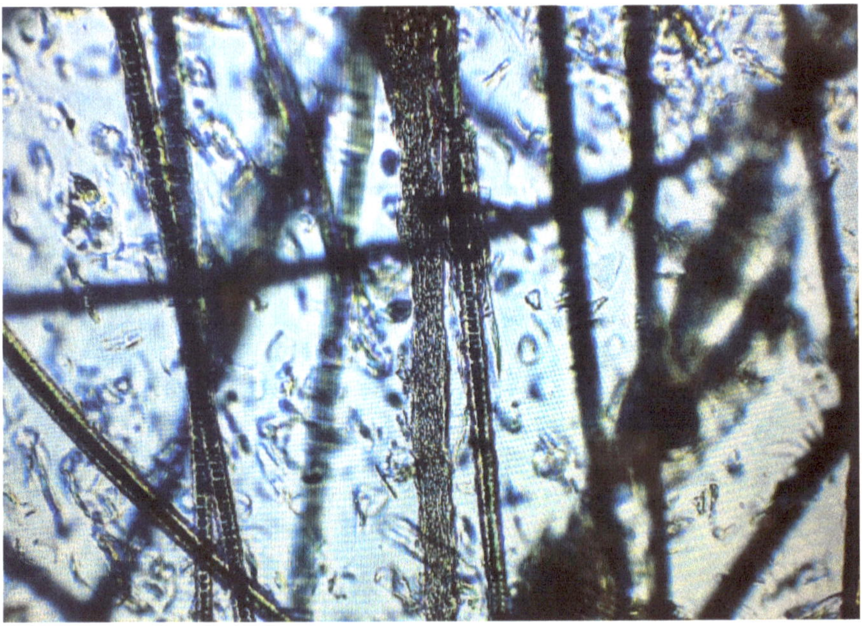

Tricograma diagnóstico para dermatofitosis. Pelo central lleno de esporas.

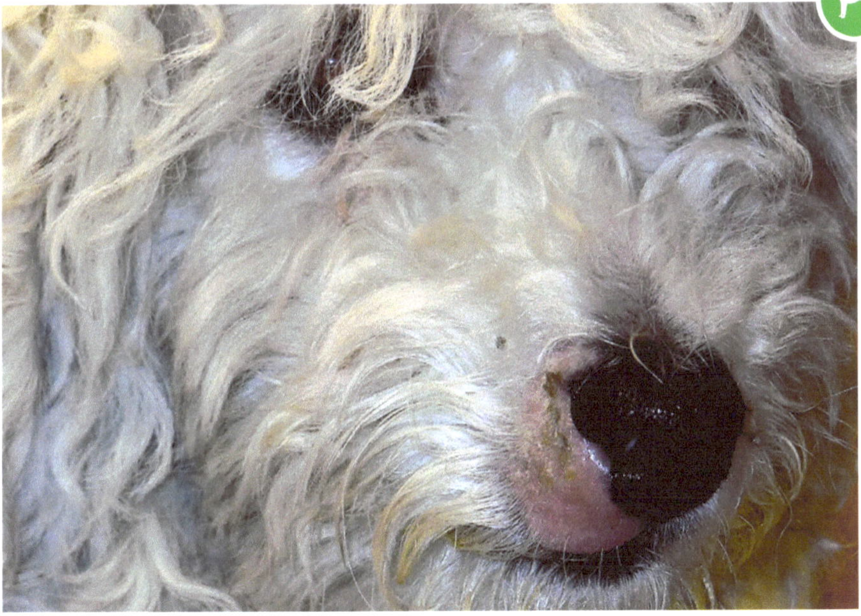

Querion por dermatofitosis con un nódulo micótico en un paciente canino de raza caniche.

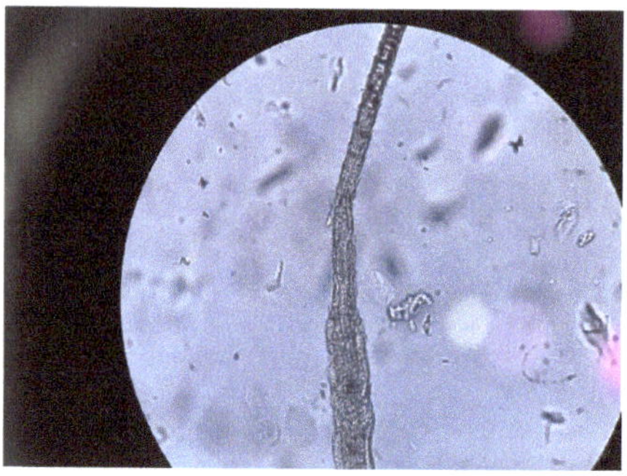

Tricograma diagnóstico para dermatofitosis. Nótese cómo el pelo infectado va perdiendo la forma de "vía de tren" hasta estar completamente invadido.

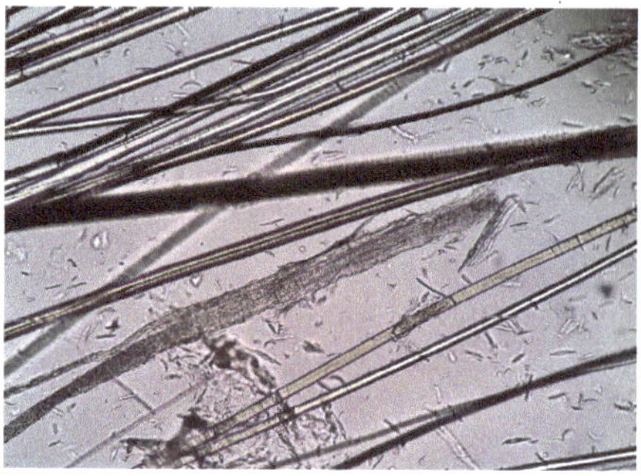

Tricograma diagnóstico para dermatofitosis. Nótese cómo el pelo infectado está invadido por esporas (bolitas), mientras que el pelo sano mantiene su estructura inalterada.

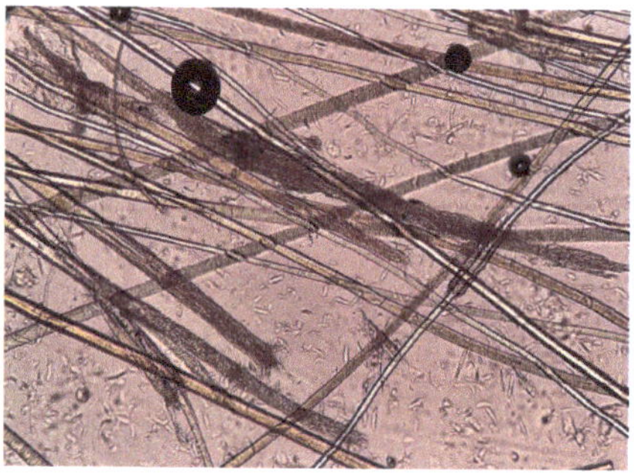

Tricograma diagnóstico para dermatofitosis con presencia, de izquierda a derecha, de cuatro pelos centrales en su parte distal repletos de esporas.

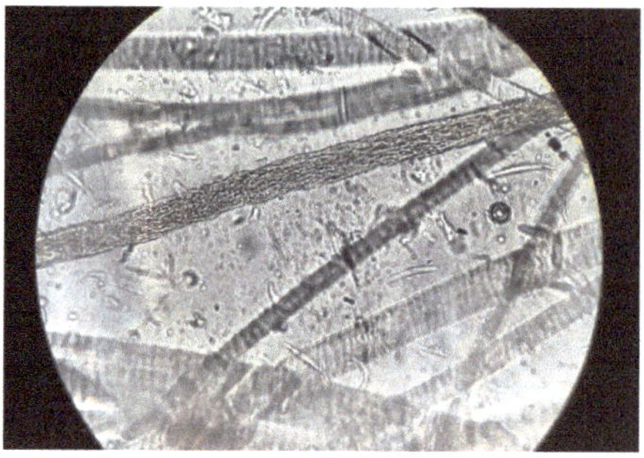

Tricograma diagnóstico para dermatofitosis. Nótese cómo el pelo infectado brilla más que el resto por la refringencia de las esporas en su interior.

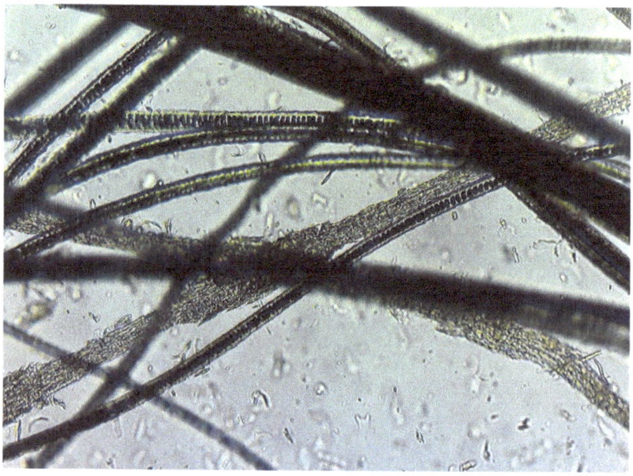

Tricograma diagnóstico para dermatofitosis. Nótese cómo los pelos infectados pierden la forma de "vía de tren" y se cruzan en el centro de la imagen.

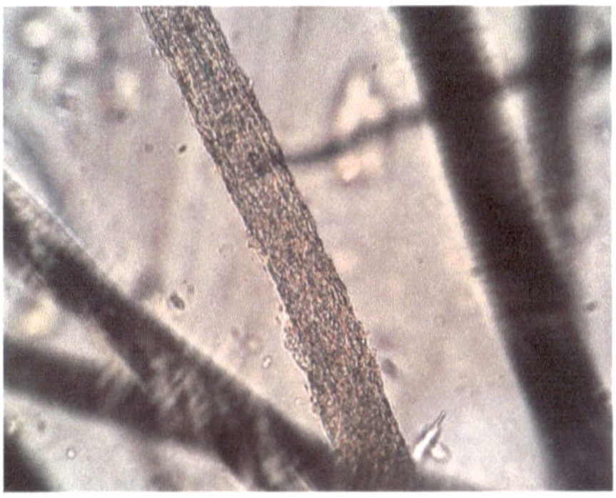

Tricograma diagnóstico para dermatofitosis por la evidencia de un pelo invadido por esporas de dermatofitos.

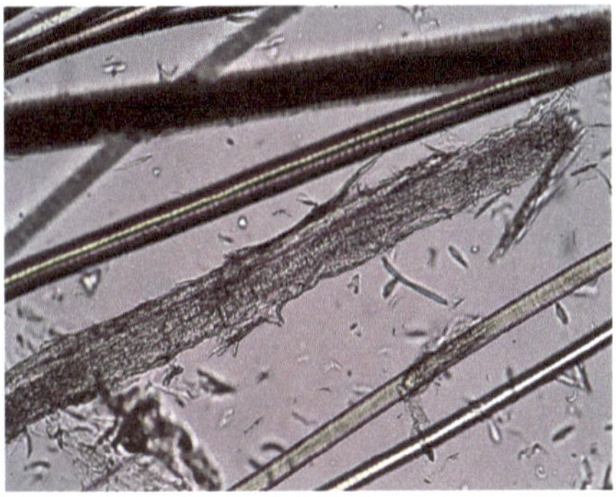

Tricograma diagnóstico para dermatofitosis por la evidencia de un pelo invadido por esporas de dermatofitos.

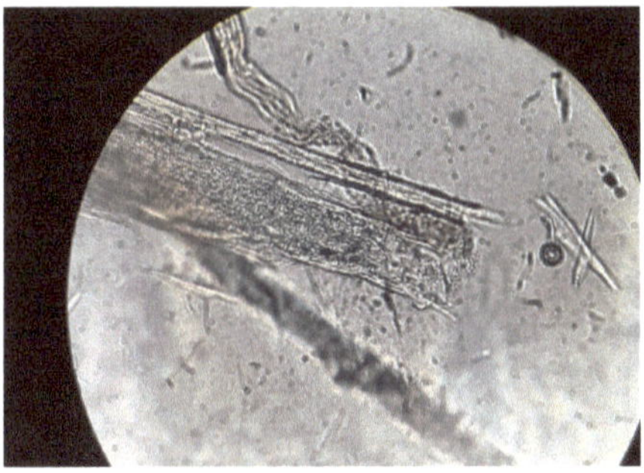

Tricograma diagnóstico para dermatofitosis por la evidencia de un pelo invadido por esporas de dermatofitos. Notése cómo brillan las esporas.

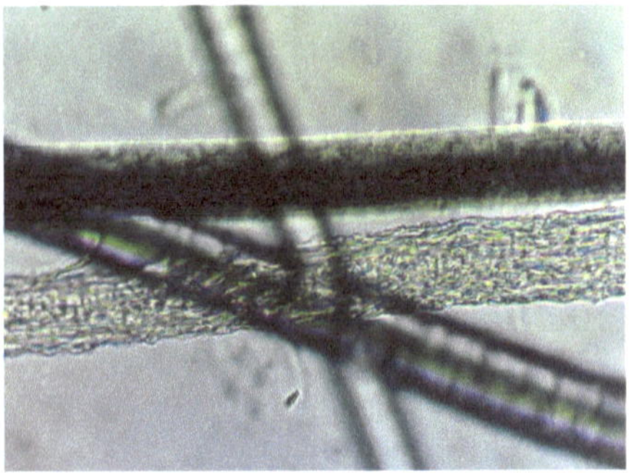

Tricograma diagnóstico para dermatofitosis por la evidencia de un pelo invadido por esporas de dermatofitos.

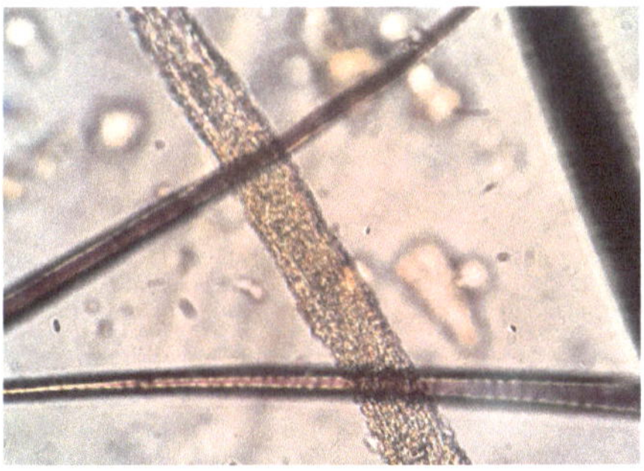

Tricograma diagnóstico para dermatofitosis por la evidencia de un pelo invadido por esporas de dermatofitos. Notése la refringencia de las esporas.

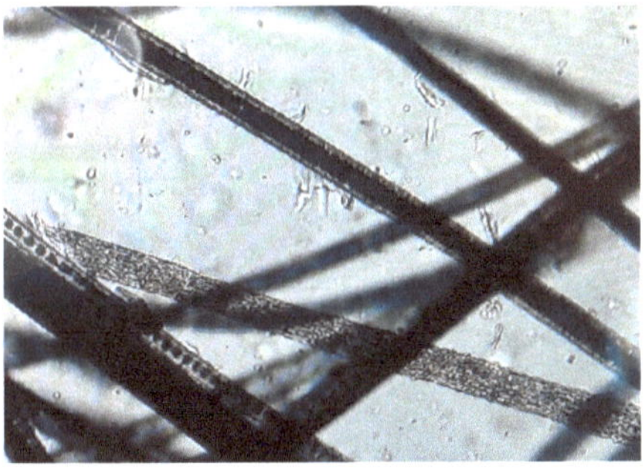

Tricograma diagnóstico para dermatofitosis por la evidencia de un pelo invadido por esporas que se cruza por la izquierda con un pelo con "vías de tren" sano.

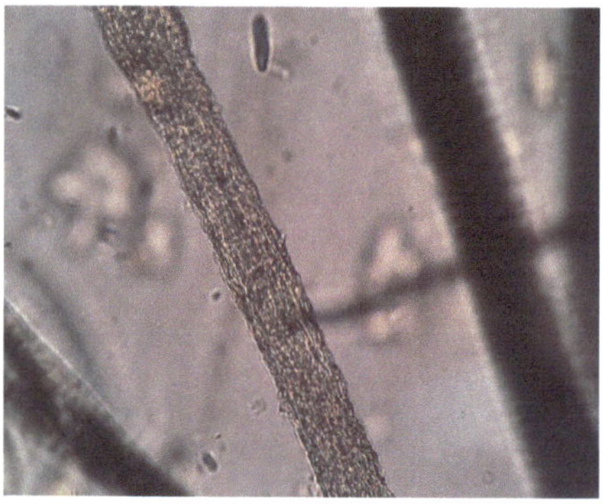

Tricograma diagnóstico para dermatofitosis, asertivo en su totalidad.

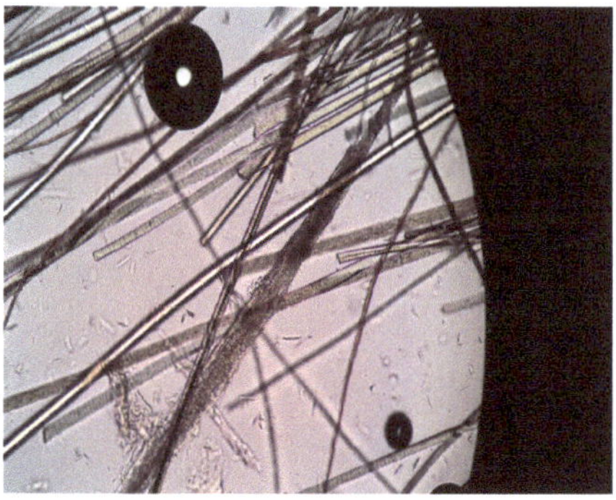

Tricograma diagnóstico para dermatofitosis por la presencia de un pelo infectado, oblicuo en medio de la imagen.

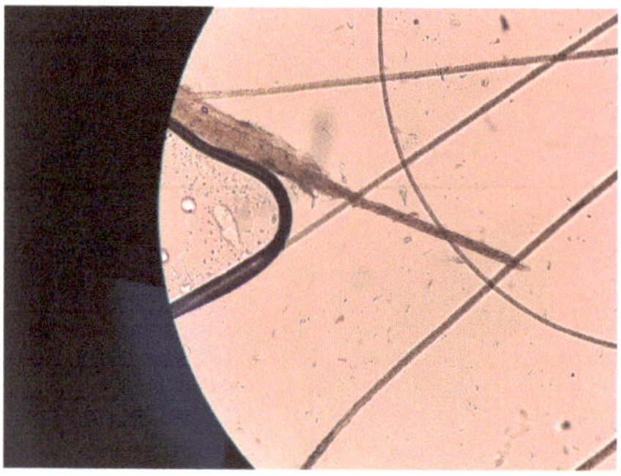

Tricograma diagnóstico para dermatofitosis. Nótese la presencia de un pelo invadido por esporas que reposa junto a una bola de aire.

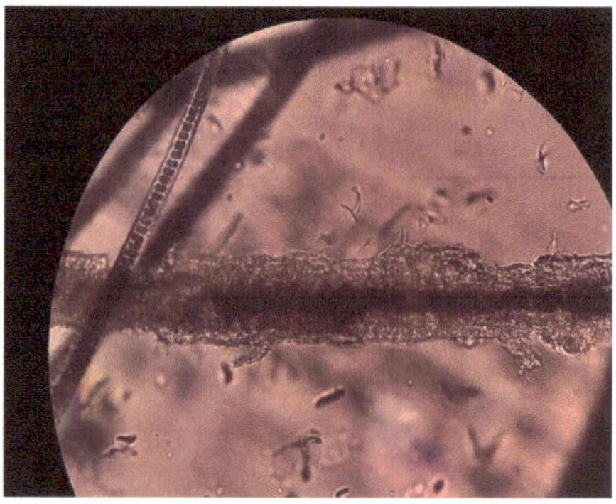

Tricograma diagnóstico para dermatofitosis con refringencia evidente y pelo sano con "vía de tren".

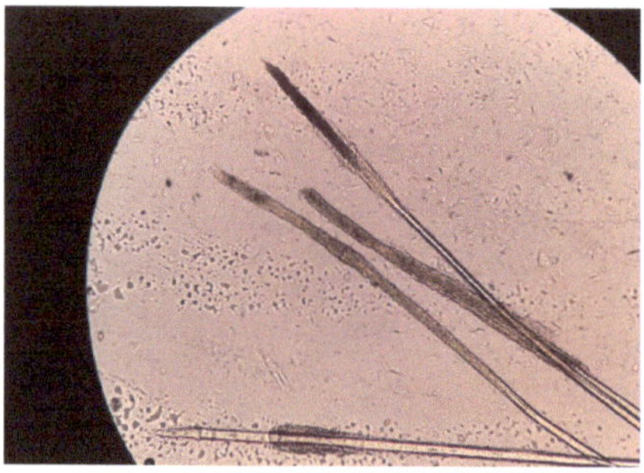

Tricograma diagnóstico para dermatofitosis. Nótese la presencia de tres pelos infectados: los de la izquierda en su totalidad, y el de la derecha, en la raíz.

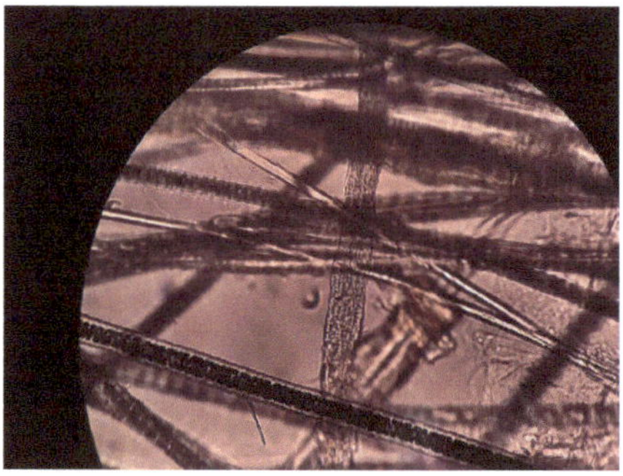

Tricograma diagnóstico para dermatofitosis con presencia de pelos sanos en "vía de tren" y pelo central repleto de esporas brillantes.

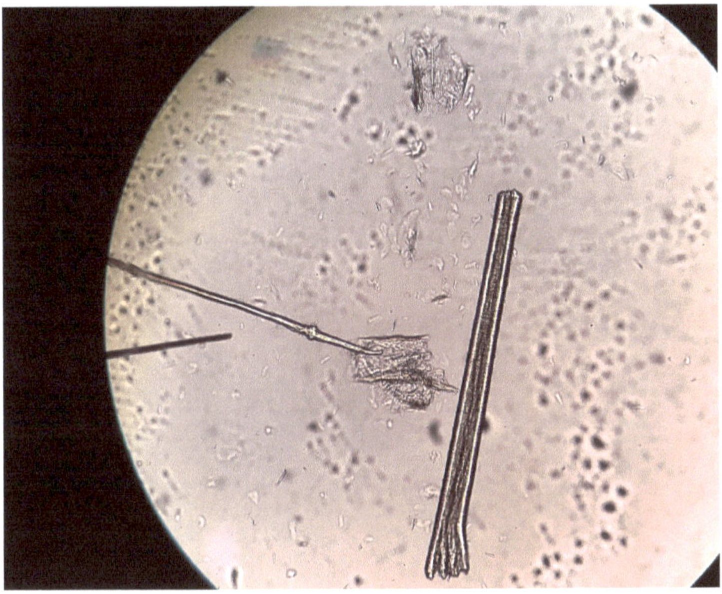

Tricograma diagnóstico para dermatofitosis con presencia de un trozo de pelo infectado por esporas.

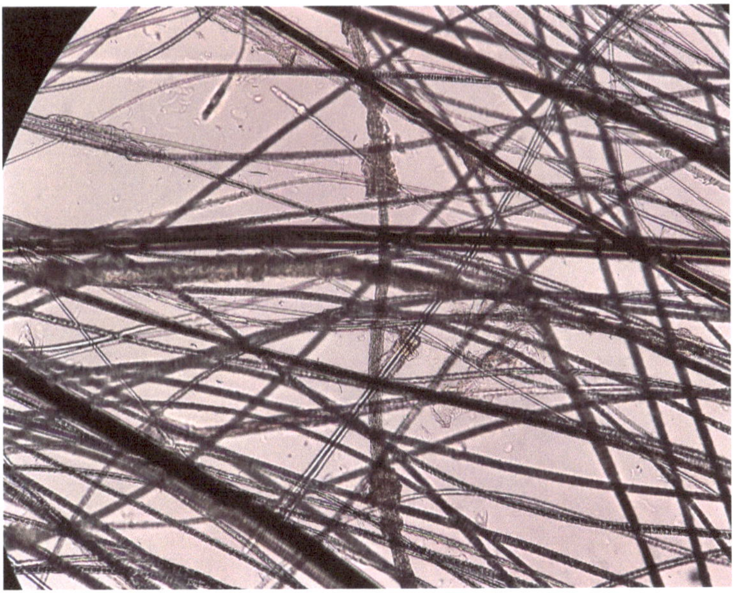

Tricograma diagnóstico para dermatofitosis con presencia de pelos sanos "vía de tren" y pelo central vertical repleto de esporas.

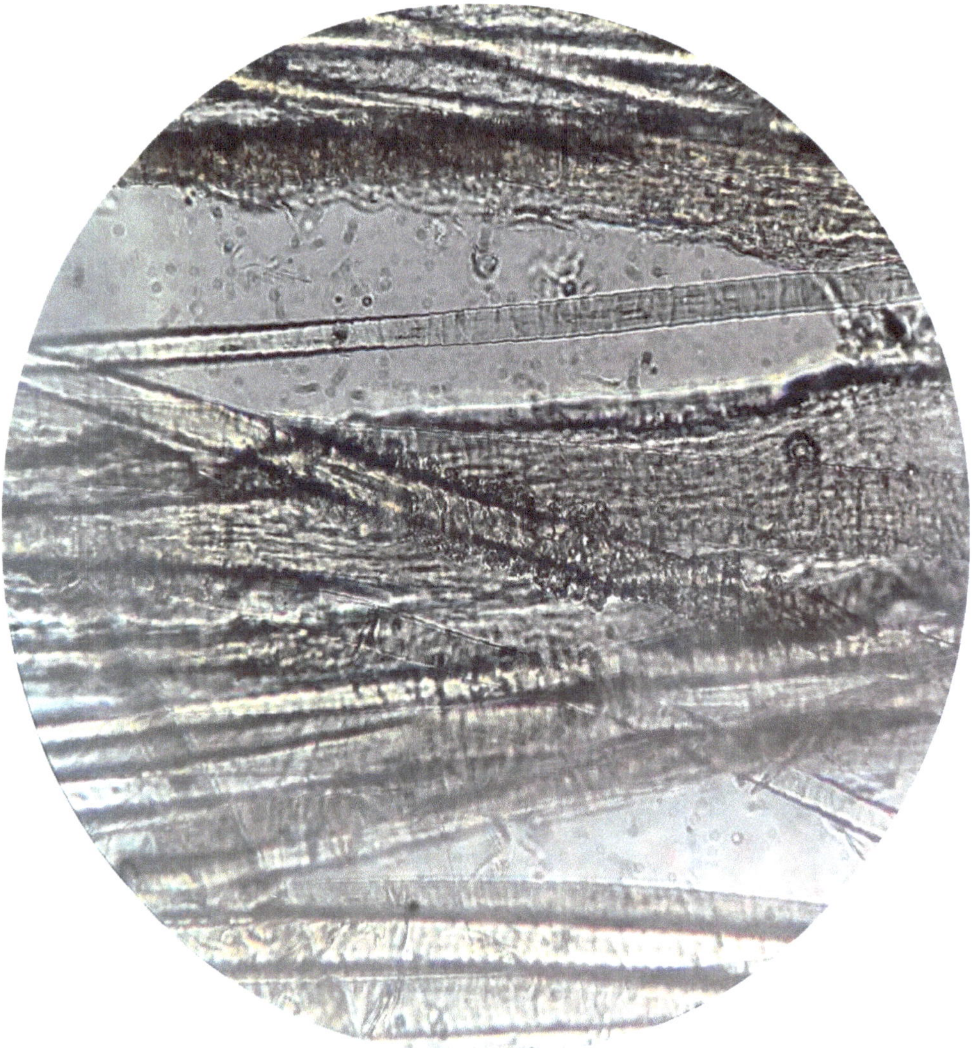

Tricograma diagnóstico para dermatofitosis con presencia de esporas invadiendo la queratina capilar.

CAPÍTULO 9

TRICOGRAMA: DEFLUJO TELÓGENO Y TELOGENIZACIÓN

Capítulo 9

TRICOGRAMA: DEFLUJO TELÓGENO Y TELOGENIZACIÓN

La telogenización no es más que la masiva presencia de pelos en telogen en un tricograma. Pero, como decíamos en otros capítulos, no tiene sentido tomar una sola muestra, porque puede ser que, en esa zona en concreto, por el crecimiento en mosaico, el pelo esté en fase de caída. Sin embargo, si tenemos un paciente, tanto canino como felino, con hipotricosis o alopecia, y hacemos tricograma para poder evaluar si hay alteraciones morfológicas o del crecimiento, parásitos o *Dermatophytes*, y observamos que el 90 o 100% de los pelos de todas las muestras que hemos cogido del paciente, están en telogen, de este modo sí podemos decir que el paciente presenta telogenización.

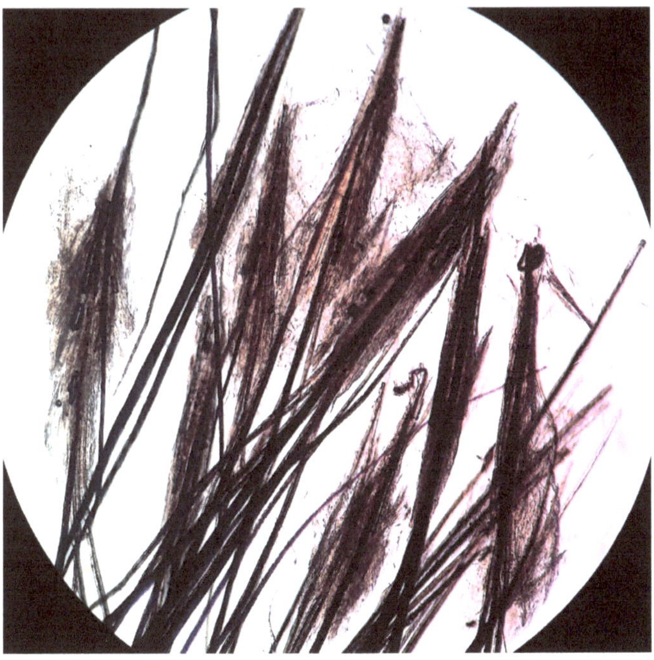

Tricograma: telogenización por "asfixia folicular" debida a queratosis folicular en un paciente canino de raza pastor belga con defecto de queratinización.

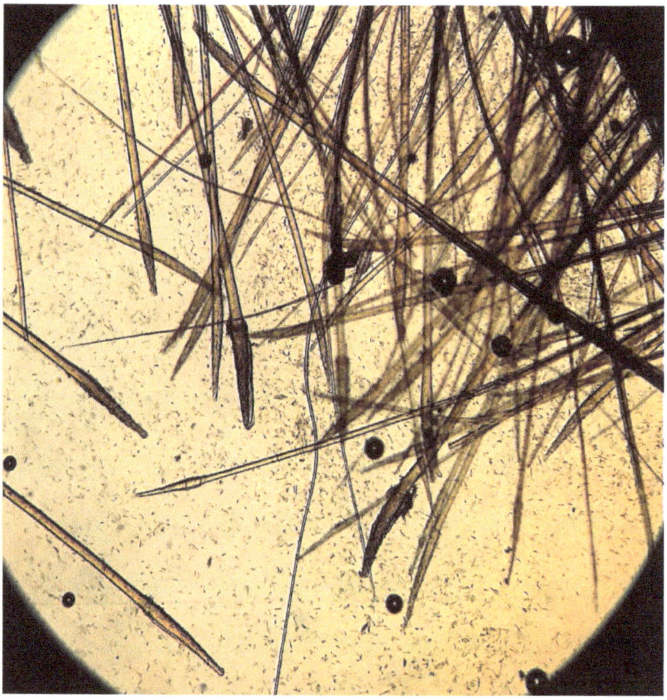

Tricograma: telogenización por "asfixia folicular" debida a queratosis folicular en un paciente canino de raza pastor belga con defecto de queratinización.

¿CAUSAS DE TELOGENIZACIÓN EN UN PACIENTE TANTO CANINO COMO FELINO?

Pues hay varias, entre ellas el deflujo telógeno, que sucede por estrés, por una elevación del cortisol por diversos motivos, una cirugía, un viaje, una diarrea crónica, una enfermedad debilitante, un estrés posparto... Todo esto puede conllevar un deflujo telógeno, la mayoría de las veces totalmente reconducible para poder generar de nuevo anagen.

Otra de las causas de telogenización es la presencia, sobre todo en el perro, de foliculitis bacteriana. El pelo se infecta, entra en fase de telogen y cae. Y otra causa más de telogenización, también sobre todo en el perro, es la presencia de dermatopatías isquémicas, que son un grupo de enfermedades en las cuales hay falta o déficit de vascularización en la piel y, por consiguiente, en el folículo piloso, porque sabemos que el folículo piloso está irrigado por arteriolas que vienen directamente del plexo dérmico y bajan hasta el folículo piloso. Si hay una falta de riego sanguíneo, habrá una falta de oxígeno y una falta de nutrientes, con lo cual se caerá el pelo.

Por último, otra posibilidad de telogenización es la presencia de queratosis folicular, con lo cual el pelo se ve como comprimido, hay un problema en lo que respecta a continente y contenido, hay mucho material queratínico en el folículo y, por asfixia, el pelo cae.

Una causa de telogenización muy importante y muy frecuente, en especial en el perro, es la presencia de endocrinopatías, hipotiroidismo, síndrome de Cushing, hormonas sexuales, alopecia X, etc.

Observemos este tricograma en el que se ven telogenización y unos pelos muy finos; son pelos denominados micropelos, los cuales son muy característicos de la alopecia responsiva a la castración (suelen deberse a un factor hormonal sexual).

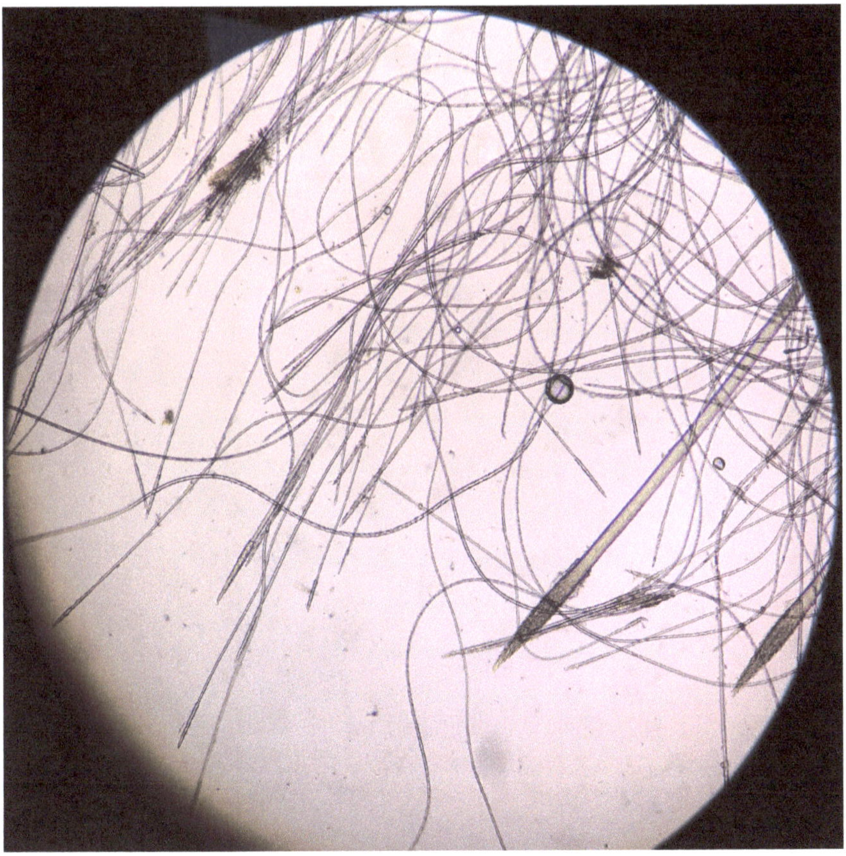

Observemos este tricograma en el que se ven telogenización y unos pelos muy finos; son pelos denominados micropelos, los cuales son muy característicos de la alopecia responsiva a la castración

La presencia de telogenización en todos los tricogramas que hagamos es más frecuente en el perro que en el gato, porque algunos problemas, por ejemplo endocrinos, no son tan frecuentes en el gato como en el perro, así como la foliculitis bacteriana, que en el gato tampoco es en absoluto frecuente. Cuando veamos telogenización en un gato hemos de pensar sobre todo en un deflujo telógeno, y cuidado con las alopecias paraneoplásicas, pues puede ser que el paciente no evidencie que tiene una neoplasia interna, pero a través del pelo podamos sospecharla.

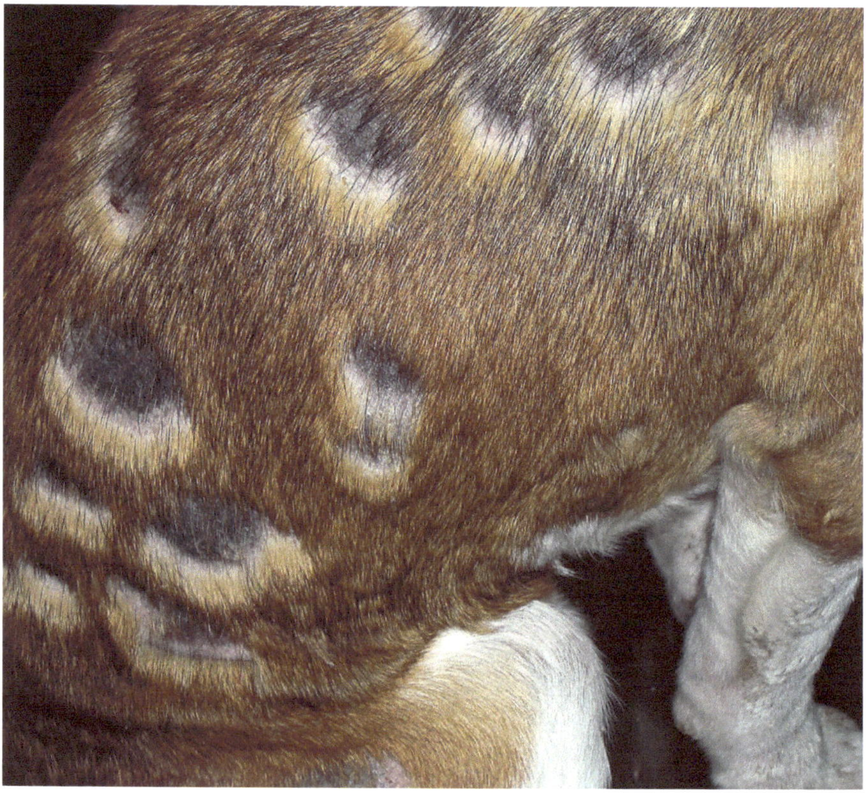

Telogenización en un paciente canino de raza american pitbull terrier con foliculitis bacteriana por atopia.

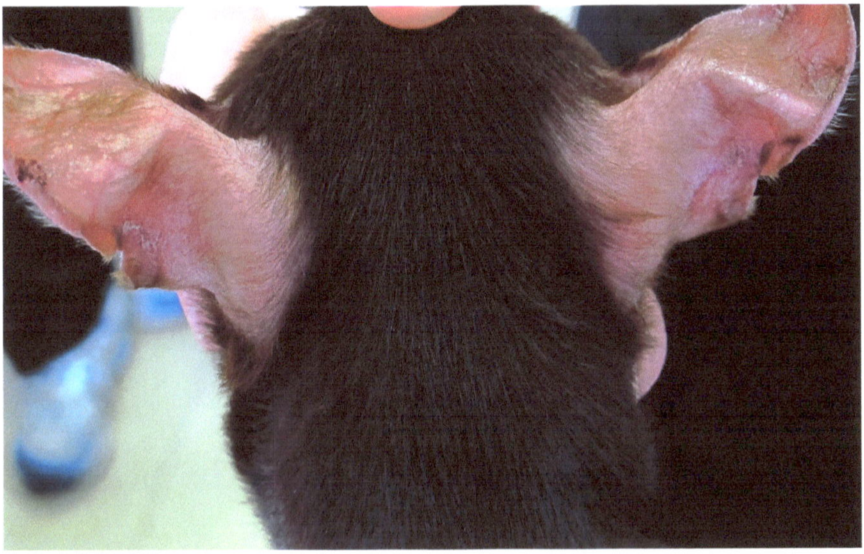

Telogenización en paciente canino de raza chihuahua con dermatopatía isquémica.

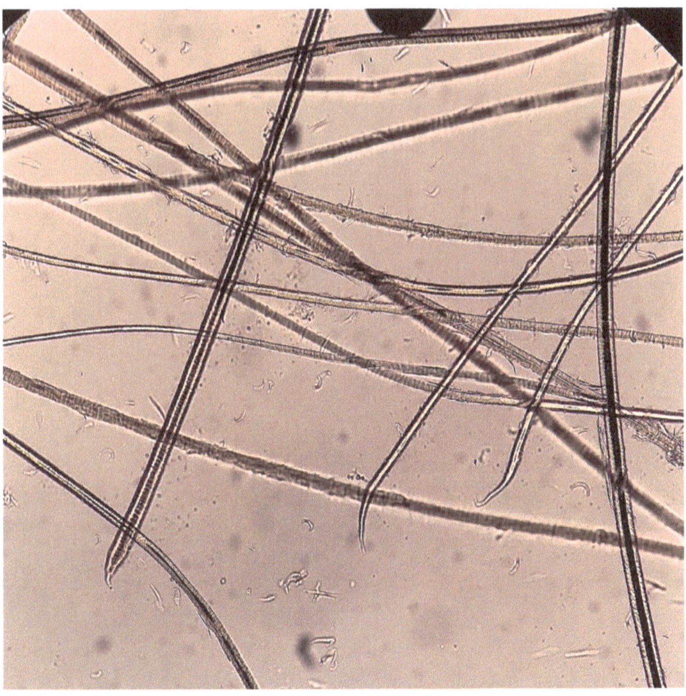

Tricograma: Telogenización en un paciente canino de raza chihuahua con dermatopatía isquémica. Nótense las raíces finas

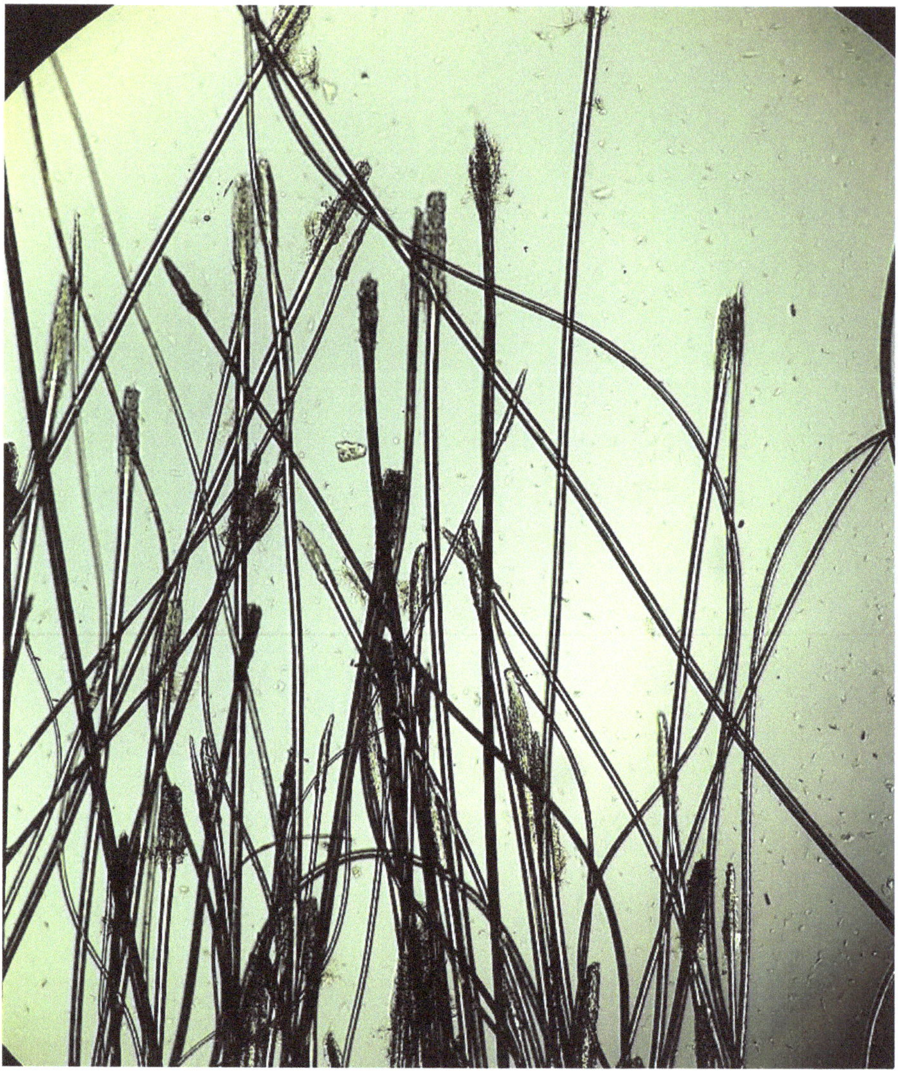

Tricograma: Telogenización en un paciente canino de raza labrador por Deflujo Telógeno por stress.

[Clase magistral]

TELOGENIZACIÓN

http://amazingbooks.es/tricograma-clase-magistral-4-telogenizacion

CAPÍTULO 10

TRICOGRAMA: TRICOPTILOSIS, TRICORREXIS NUDOSA, *PILI TORTI*, MUCINOSIS CUTÁNEA, MUCINOSIS FOLICULAR Y PEDICULOSIS

Capítulo 10

TRICOGRAMA: TRICOPTILOSIS, TRICORREXIS NUDOSA, *PILI TORTI*, MUCINOSIS CUTÁNEA, MUCINOSIS FOLICULAR Y PEDICULOSIS

Ahora vamos a hablar de la tricoptilosis, la tricorrexis nudosa, los *pili torti*, la mucinosis cutánea y la mucinosis folicular.

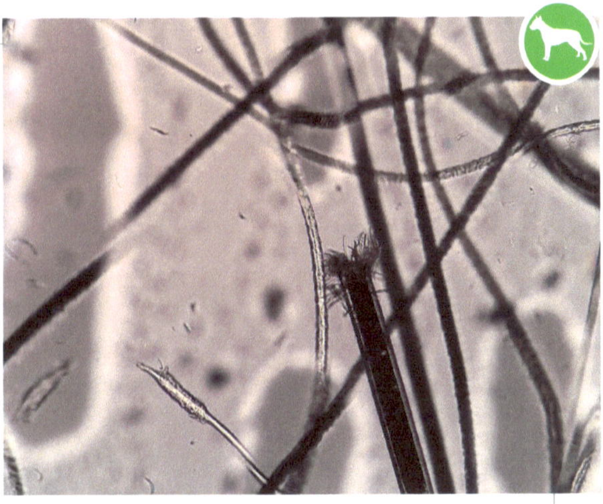

Citología: tricoptilosis, observar el pelo en forma de palmera.

La tricoptilosis no es en sí una patología, pero inicialmente se creyó que lo era, ya que se empezó a ver solo en perros golden retriever. Son pelos con la punta abierta, como observamos en la imagen, como una palmera o un plumero. Se pensaba que era una genodermatosis en el golden retriever, aunque en mi experiencia lo he visto en todas las razas, y tanto en machos como en hembras. Es interesante verlo.

Por lo que respecta a los *pili torti*, enfermedad muy poco frecuente con muy pocos casos descritos en todo el mundo, se sabe que afecta a gatos que tienen problemas con el manto, con la calidad del mismo, y al hacer el tricograma se observa el pelo en forma de cable de teléfono, en tirabuzón. No hay tratamiento porque es una genodermatosis.

Otra enfermedad, la tricorrexis nudosa, que también existe en los humanos, afecta a gatos que también presentan problemas de manto, y en el tricograma se observa el pelo con nudos, como si fuera una cuerda de barco. Tampoco hay tratamiento, aunque parece que se produce cierta mejoría con la suplementación con ácidos grasos.

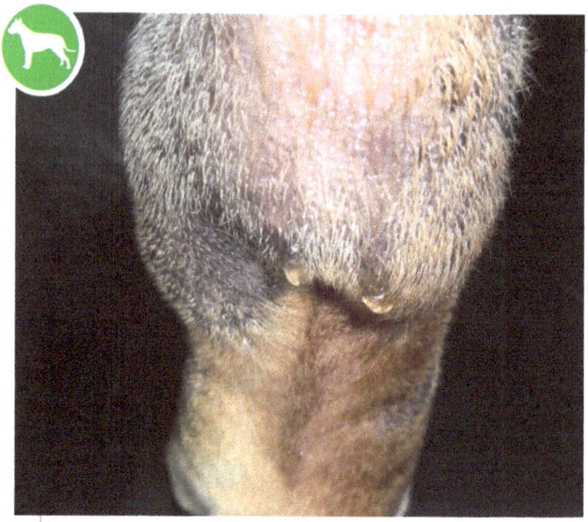

Mucinosis cutánea en una paciente shar pei de 3 años de edad. Nótese la exudación la de mucina.

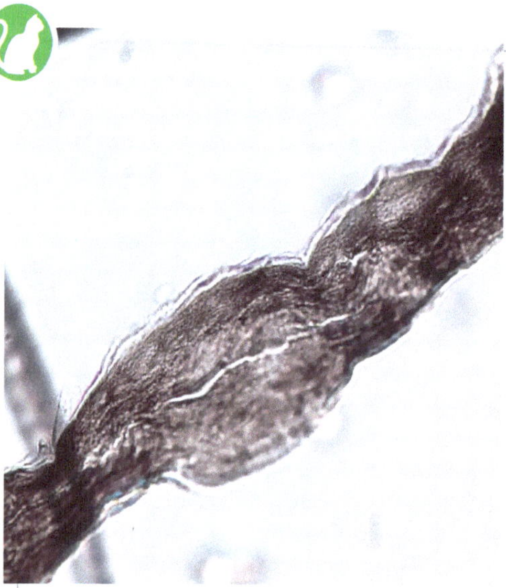

Tricograma compatible con pili torti *en gato con hipotricosis.*

Por último, la mucinosis cutánea es un exceso de mucina. La mucina es un mucopolisacárido que forma parte fisiológicamente de la piel de todos los perros, gatos, personas, etc. Es un componente de la dermis, como el colágeno, pero cuando hay un exceso, hablamos de mucinosis. Este exceso de mucina también puede estar localizado en el folículo piloso.

El Shar Pei es una raza predispuesta, presenta mucinosis cutánea por definición de carácter genético; a más mucinosis, más auténtico Shar Pei. Observad este tricograma de un Shar Pei con mucinosis, con la presencia de acúmulos de mucina en la raíz. El tratamiento con pentoxifilina y a veces también prednisona, aun siendo una genodermatosis, puede mejorar al paciente.

Por lo que respecta a la pediculosis, es una parasitosis causada por piojos, por algunas especies específicas como *Felicola substrata* en el gato o *Trichodectes canis* y *Linognathus setosus* en el perro.

Se observan eritema y descamación seca abundante. Es posible ver pápulas y costras.

Es una afección pruriginosa y en el tricograma pueden observarse liendres, ninfas o adultos en la queratina folicular.

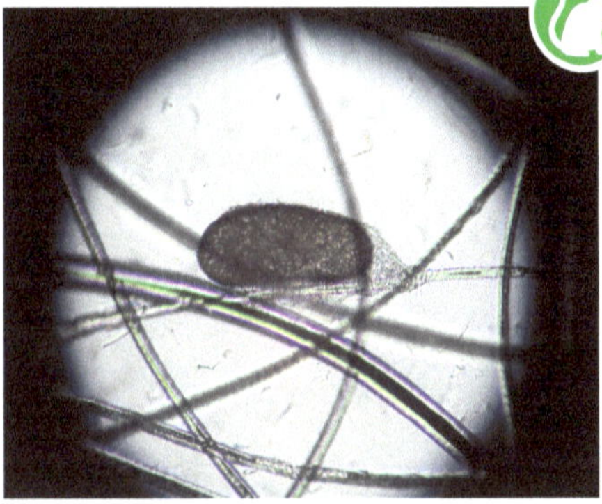

Paciente felino con dermatosis pruriginosa por pediculosis

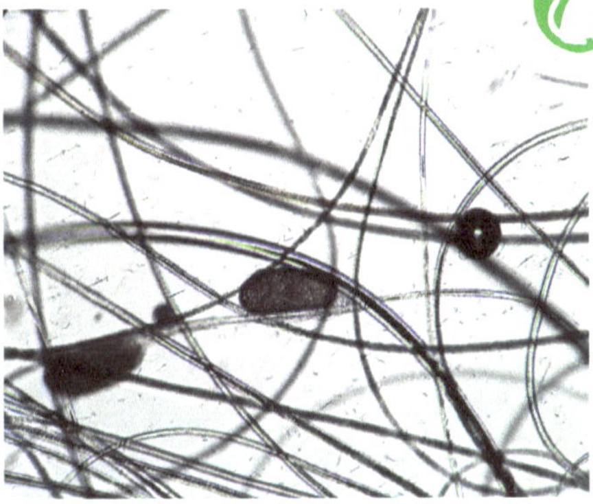

Paciente felino con dermatosis pruriginosa por pediculosis.

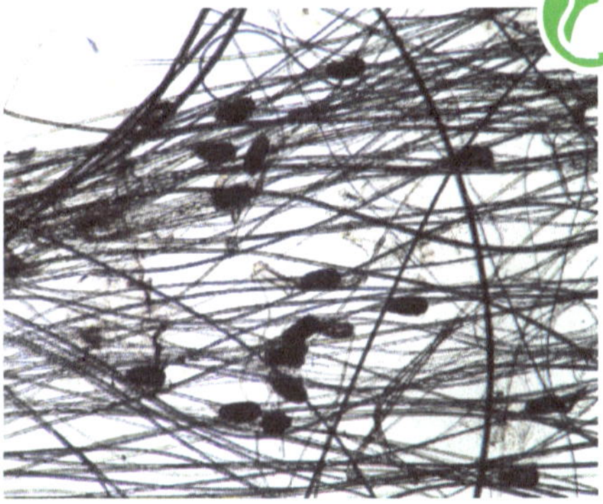

Paciente felino con dermatosis pruriginosa por pediculosis

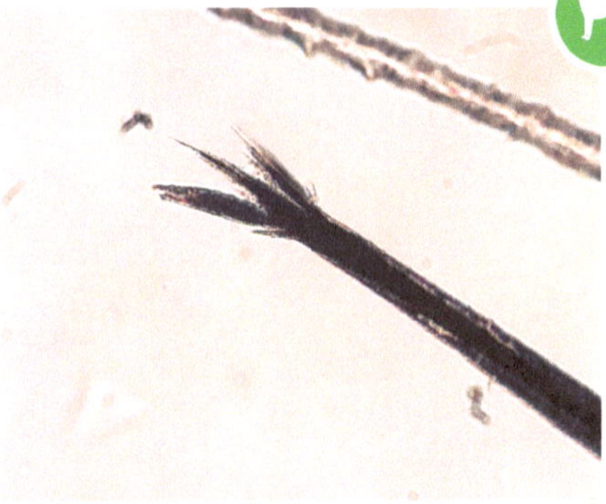

Paciente canino de raza rottweiler con tricoptilosis.

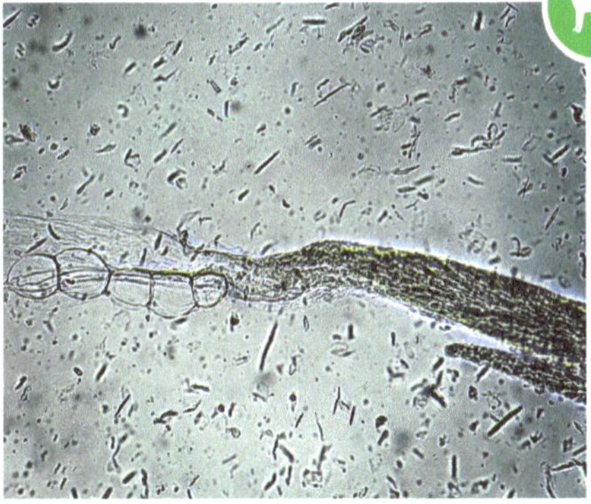

Paciente canino de raza Shar Pei con mucinosis folicular.

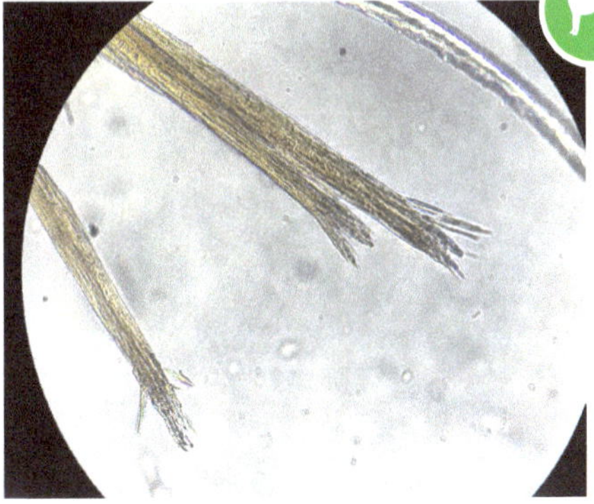

Paciente canino de raza beagle con tricoptilosis evidente.

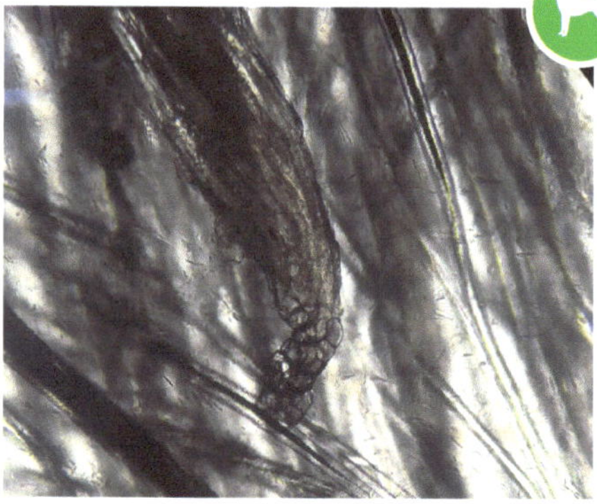

Paciente canino de raza Shar Pei con mucinosis folicular.

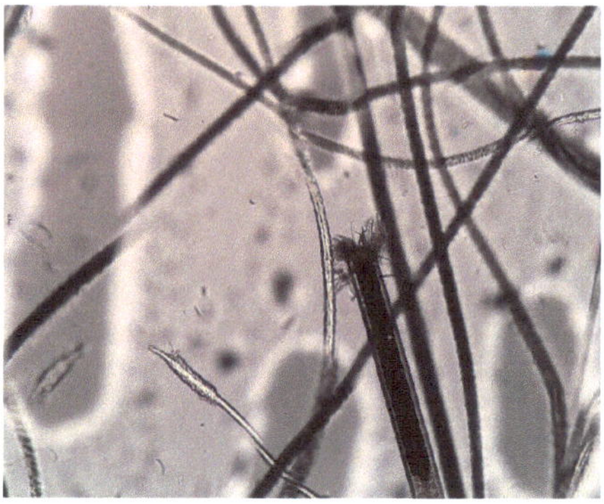

Tricograma con evidencia de tricoptilosis en el pelo del centro.

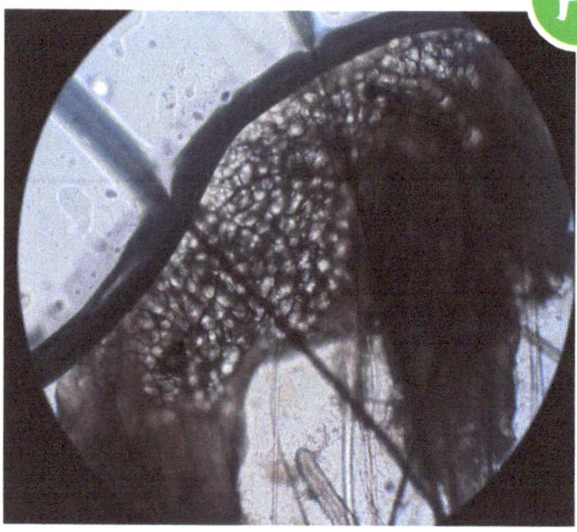

Paciente canino de raza Shar Pei con mucinosis cutánea grave

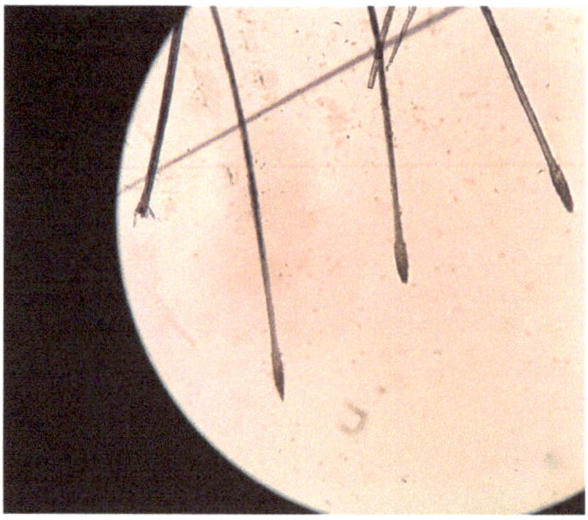

Tricograma con evidencia de tricoptilosis.

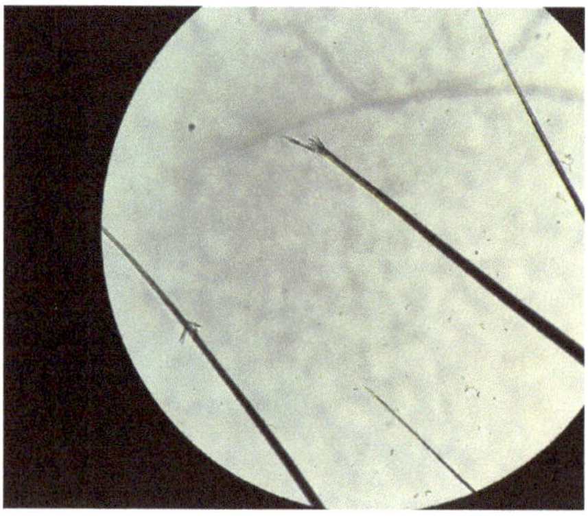

Tricograma con evidencia de tricoptilosis en el pelo del centro.

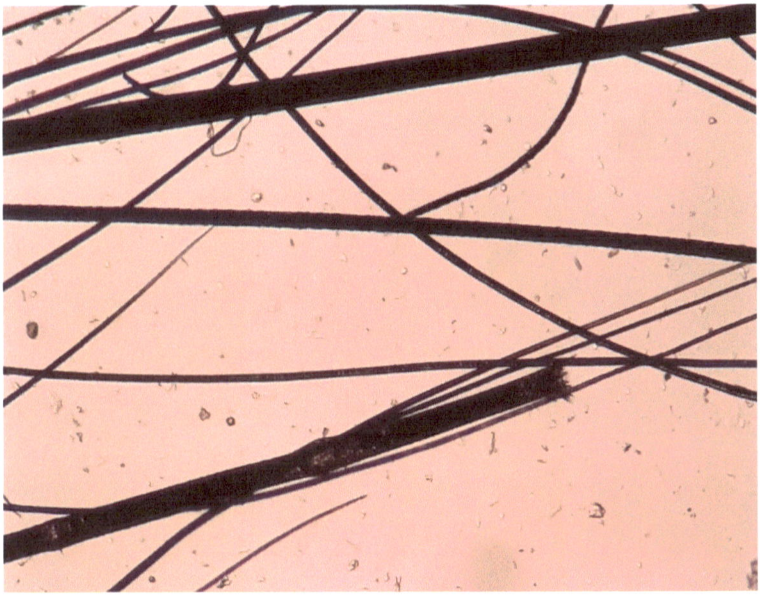

Tricograma con evidencia de tricoptilosis.

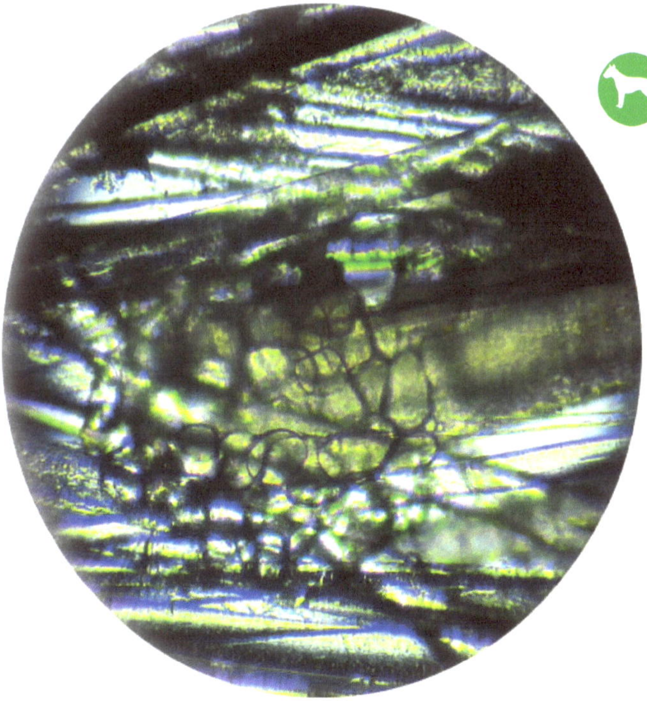

Paciente canino de raza Shar Pei con mucinosis cutánea

CAPÍTULO 11

TRICOGRAMA: DISPLASIA-DISTROFIA FOLICULAR

Capítulo 11

TRICOGRAMA: DISPLASIA-DISTROFIA FOLICULAR

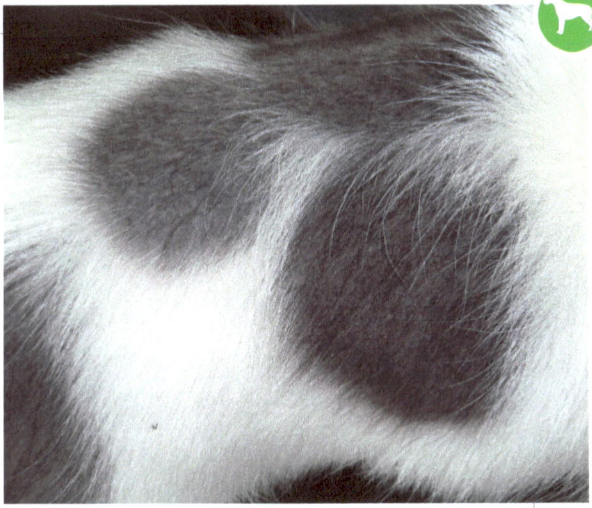

Displasia-distrofia folicular del pelo gris en un paciente chihuahua de 1 año de edad.

Vamos a hablar ahora de la displasia-distrofia folicular. Como el nombre indica, abordamos malformaciones de la estructura del pelo. Son un síndrome, un grupo de enfermedades genéticas, genodermatosis, con un marcado carácter genético, que presentan varias manifestaciones clínicas, como por ejemplo la displasia folicular del pelo negro, la displasia folicular del pelo gris, la displasia folicular del color mutante en perros azules o la displasia folicular del pabellón auricular; todas ellas son ejemplos de diferentes manifestaciones clínicas del mismo complejo. Hay predisposición racial en muchas de las razas que vemos constantemente, como dóberman, pinscher, yorkshire terrier, braco de weimar, ratoneros, chihuahua... Estas razas presentan con frecuencia malformaciones del pelo, y obviamente también otras razas también, e incluso cruces.

Son enfermedades típicas en dermatología canina, que no se observan dermatología felina, con lo cual serán perros que como manifestación clínica, como lesión cutánea, van a tener inicialmente hipotricosis. Esto es muy importante tenerlo en cuenta, porque no empiezan con una alopecia evidente; empiezan con una pérdida de pelo masiva que, poco a poco, de manera lenta y progresiva, llega

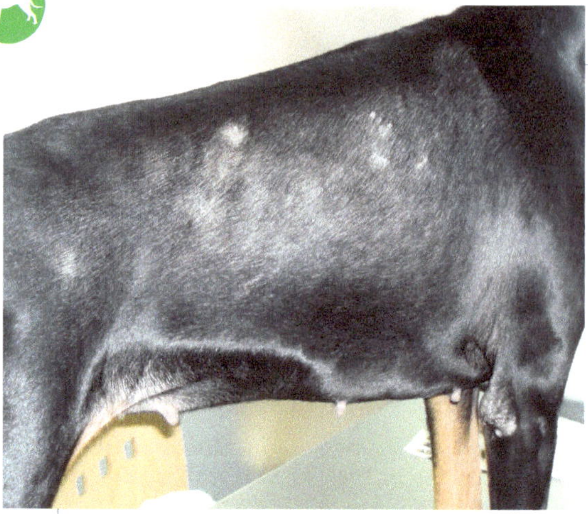

Displasia-distrofia folicular del pelo negro en un paciente dóberman de 2 años de edad.

a abarcar una gran superficie y entonces sí van a manifestar alopecia. Es muy frecuente también la presencia de una seborrea seca. A su vez, como en el folículo piloso hay una malformación de la raíz, existe también dilatación del folículo piloso y una queratosis folicular secundaria. Esta queratosis folicular secundaria va a generar con facilidad una foliculitis bacteriana, y a partir de esta foliculitis bacteriana elpaciente puede presentar lesiones como pápulas foliculares, pústulas foliculares y costras, las cuales nos van a servir para tomar muestras por aposición y realizar citología, y así poder evidenciar la presencia de pioderma. Tanto si hay como si no hay pioderma secundaria, estamos obligados a tomar muestras para tricograma. Observaremos que son raíces que no son fisiológicas, que tienen una morfología totalmente aberrante, con la presencia de acúmulos de melanina, pero no como decíamos antes en el braco de Weimar, distribuidos bien, ordenados, que no producen alteraciones en la cutícula del pelo; no, aquí hablamos de agregados grandes de melanina que producen distrofia, abultamientos en la estructura capilar, con lo cual hablamos de una enfermedad morfológica, de una genodermatosis. No hay curación, ya que es una enfermedad genética, aunque podemos tratarla con la suplementación de ácidos grasos, melatonina y hacer que mejore poco a poco, y que los pelos que quedan sanos no enfermen tanto y los que hayan caído salgan de nuevo mejor formados.

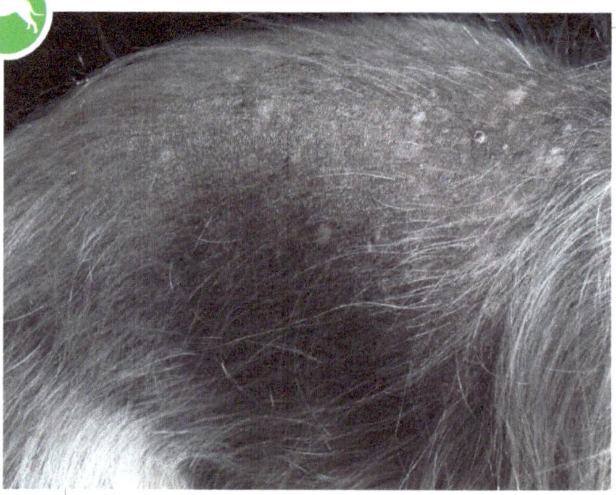

Displasia-distrofia folicular en un paciente canino de raza yorkshire terrier de 6 meses de edad.

En el caso de la displasia-distrofia folicular, el tricograma es 100% diagnóstico, patognomónico, porque no hay otra enfermedad que cause la misma sintomatología y el mismo tipo de lesiones a la vez. Podemos observar, en endocrinopatías, en intoxicaciones y en defectos de la queratinización, alteraciones capilares compatibles con una displasia-distrofia folicular, pero no la presencia masiva de pelos distróficos y con macromelanosomas. Por lo tanto, diagnóstico total por tricograma.

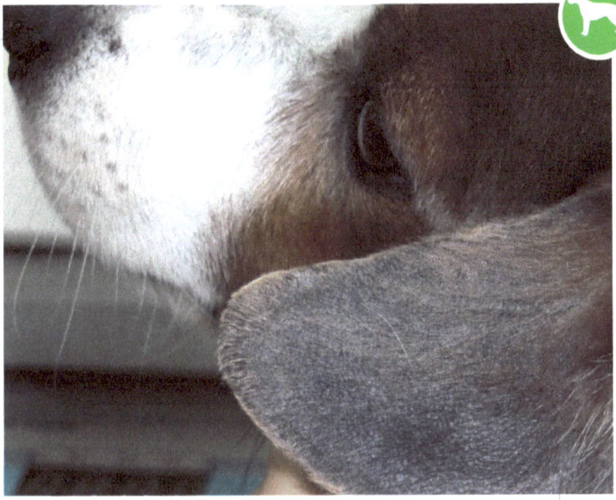

Displasia-distrofia folicular del pabellón auricular en un paciente canino de raza jack russell terrier de 2 años de edad.

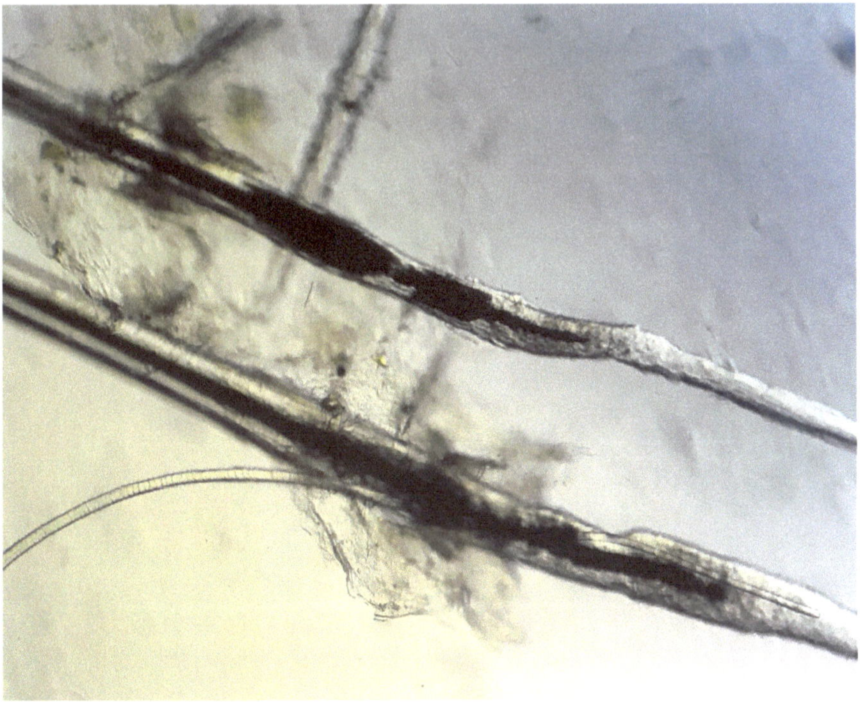

Tricograma de paciente canino que evidencia macromelanosomas generando distrofia en la médula capilar.

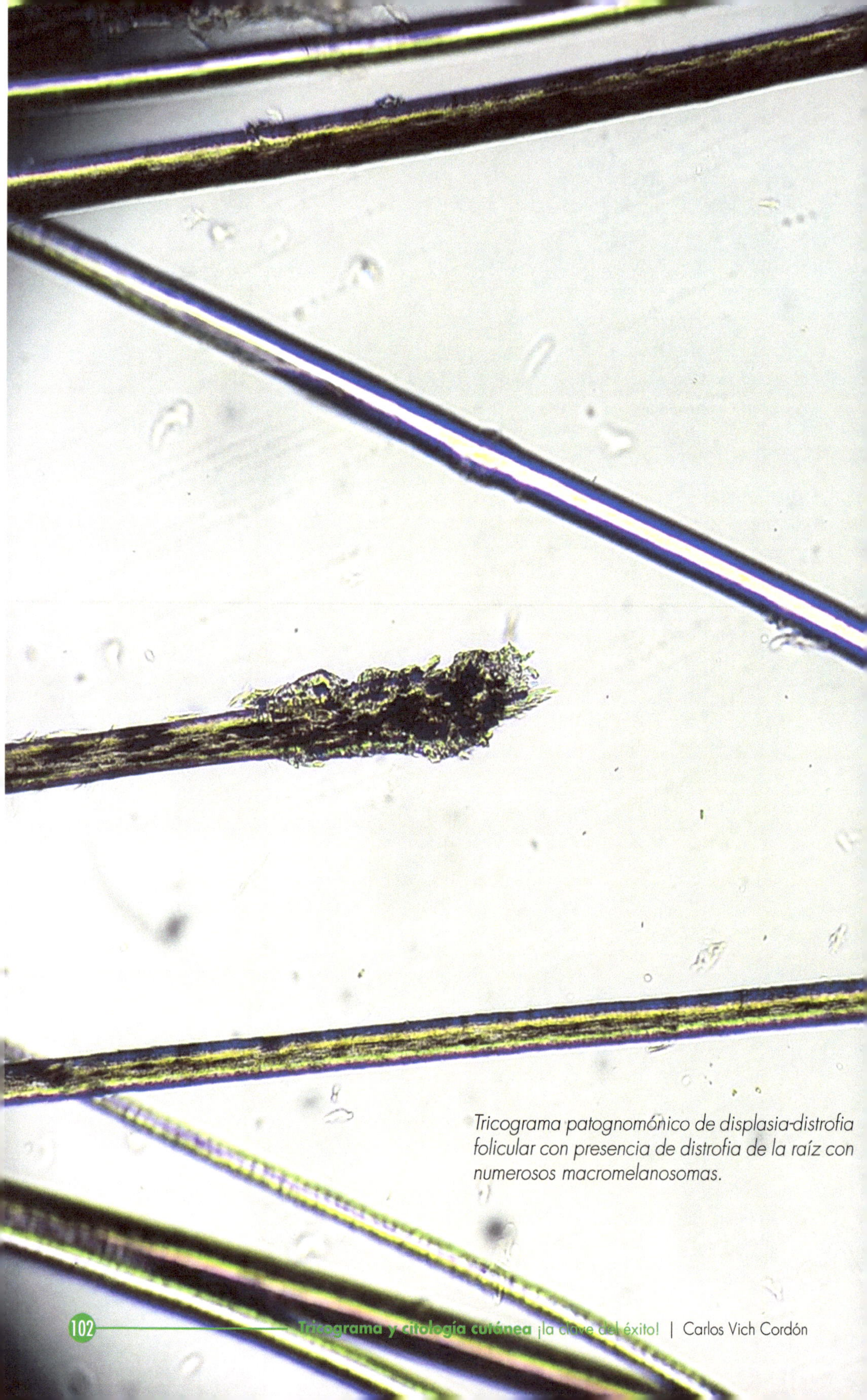

Tricograma patognomónico de displasia-distrofia folicular con presencia de distrofia de la raíz con numerosos macromelanosomas.

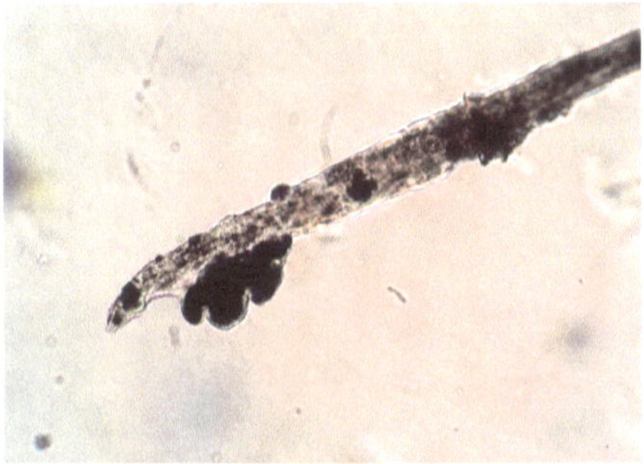

Tricograma patognomónico de displasia-distrofia folicular con presencia de distrofia de la raíz con numerosos y grandes macromelanosomas.

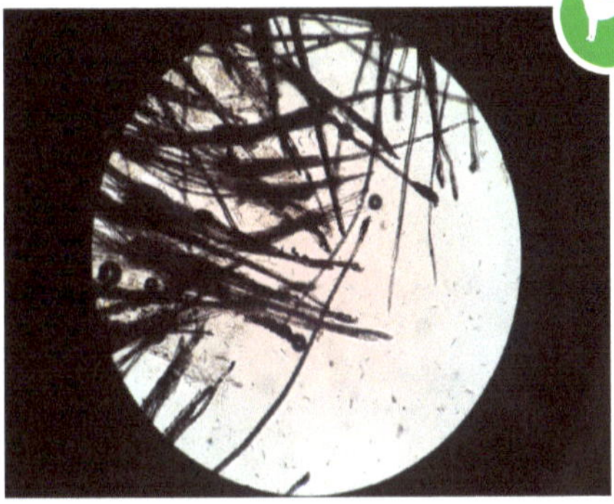

Tricograma diagnóstico de displasia-distrofia folicular en un paciente canino con numeras raíces distróficas.

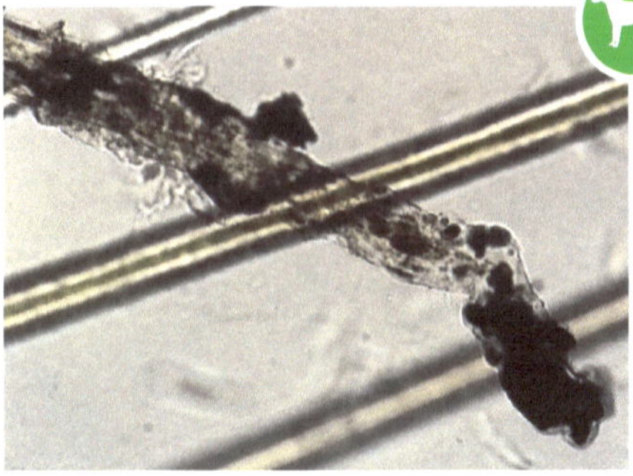

Tricograma de paciente canino en el que se evidencia un pelo con importante distrofia y numerosos macromelanosomas de tamaño considerable generando displasia folicular.

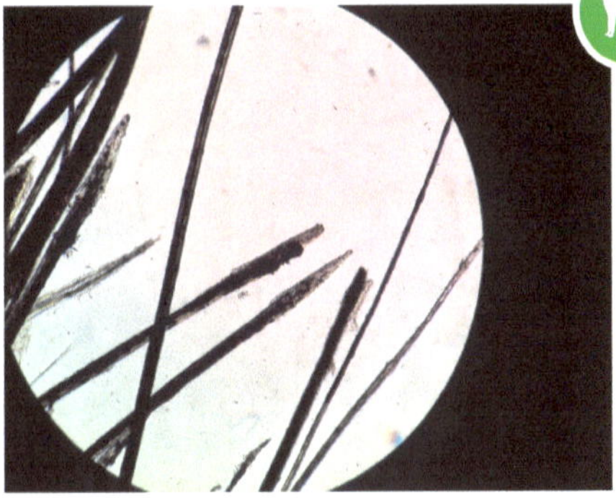

Tricograma diagnóstico de displasia-distrofia folicular en un paciente canino con numeras raíces distróficas.

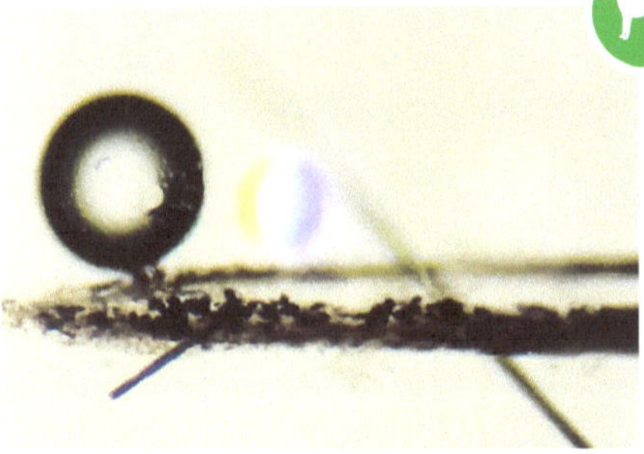

Tricograma de paciente canino en el que se evidencia un pelo con importante distrofia y numerosos macromelanosomas generando displasia folicular.

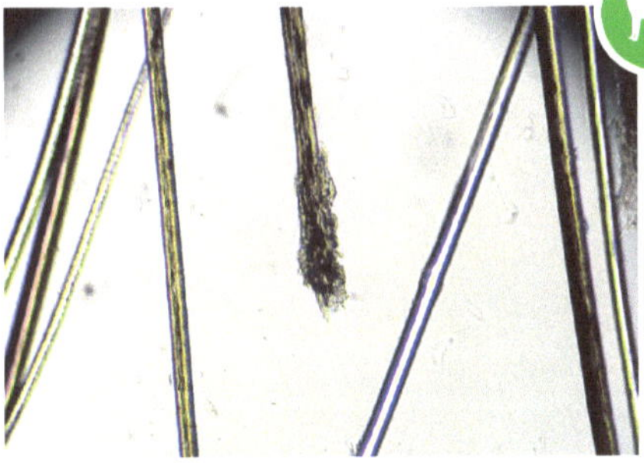

Tricograma de paciente canino en el que se evidencia un pelo con importante distrofia y macromelanosomas generando displasia folicular.

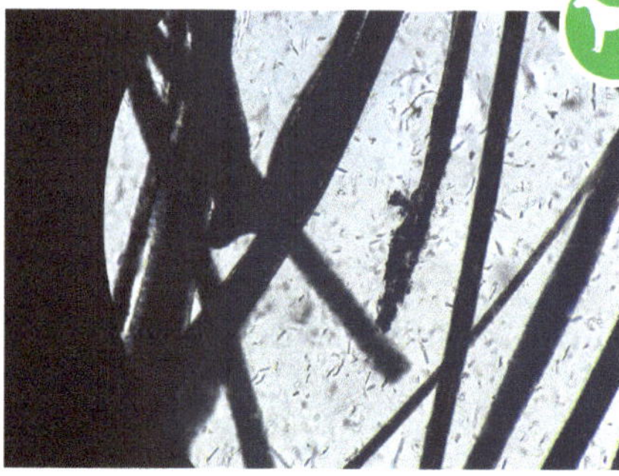

Tricograma de paciente canino en el que se evidencia un pelo con importante distrofia y macromelanosomas generando displasia folicular.

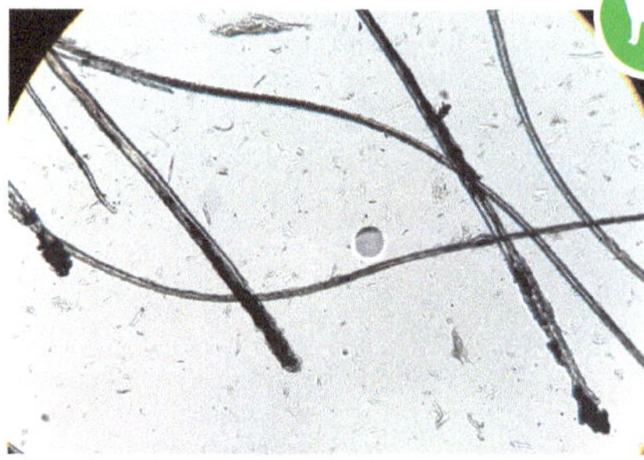

Tricograma diagnóstico de displasia-distrofia folicular en un paciente canino con numeras raíces distróficas generando serias anomalías en la morfología capilar y causando displasia-distrofia notoria.

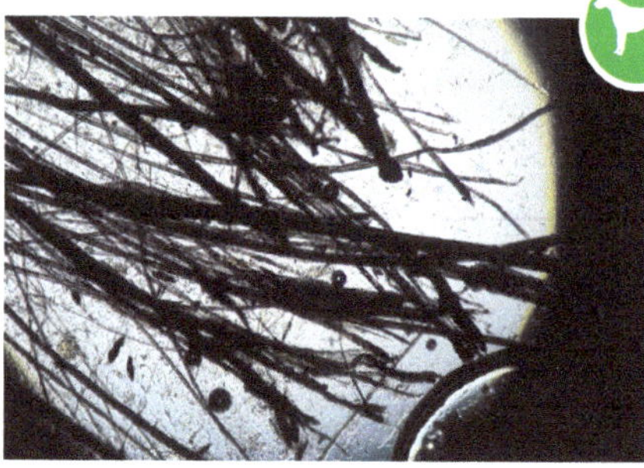

Tricograma diagnóstico de displasia-distrofia folicular en un paciente canino con numeras raíces distróficas generando serias anomalías en la morfología capilar y causando displasia-distrofia notoria.

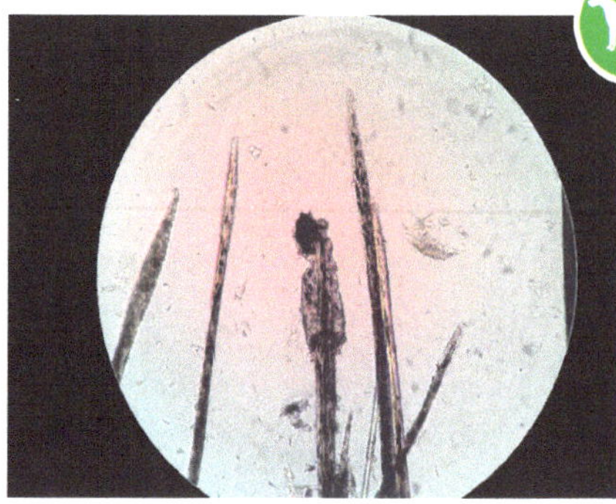

Tricograma de paciente canino en el que se evidencia un pelo con importante distrofia.

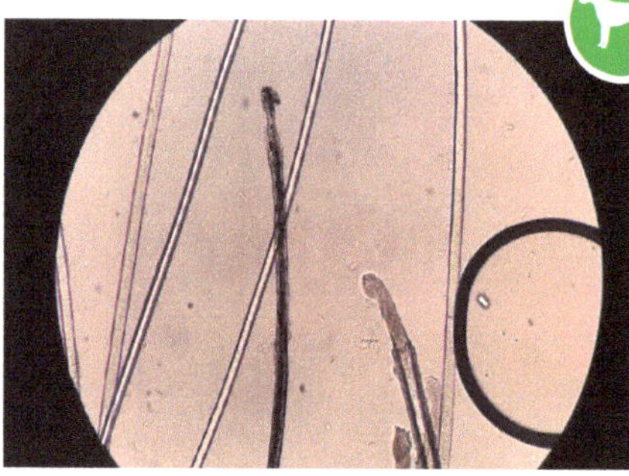

Tricograma de paciente canino en el que se evidencia un pelo con distrofia leve y macromelanosomas generando una leve displasia folicular.

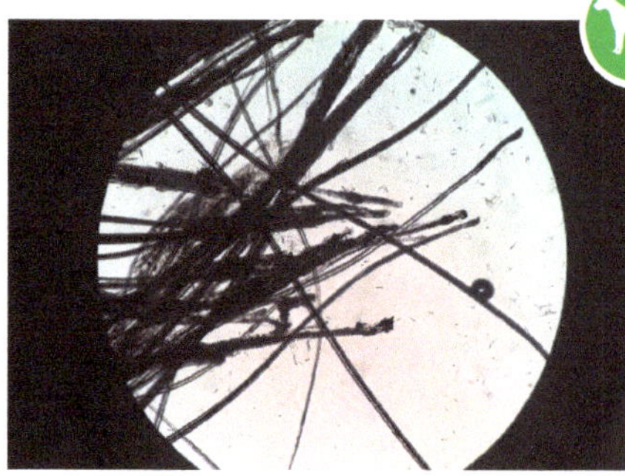

Tricograma patognomónico de displasia-distrofia folicular con distrofia de la raíz y con numerosos y grandes macromelanosomas.

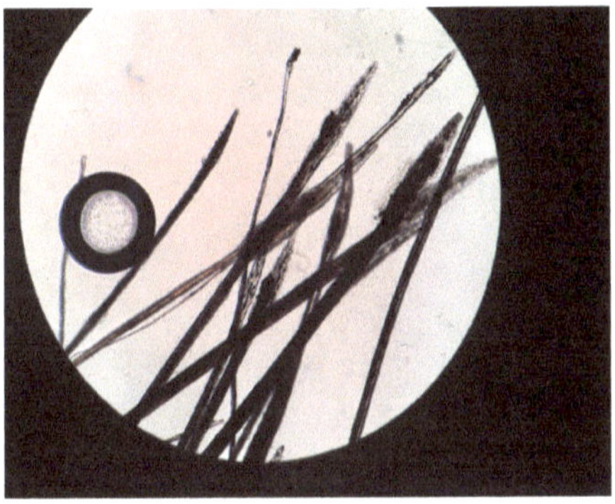

Tricograma diagnóstico de displasia-distrofia folicular en un paciente canino con numeras raíces distróficas.

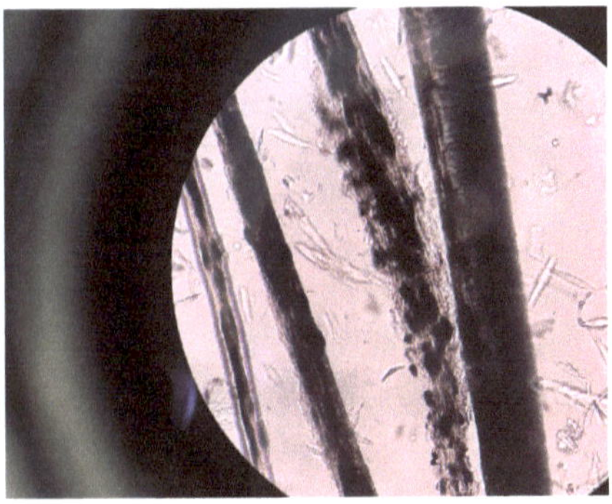

Tricograma patognomónico de displasia-distrofia folicular con distrofia de la raíz y con numerosos y grandes macromelanosomas.

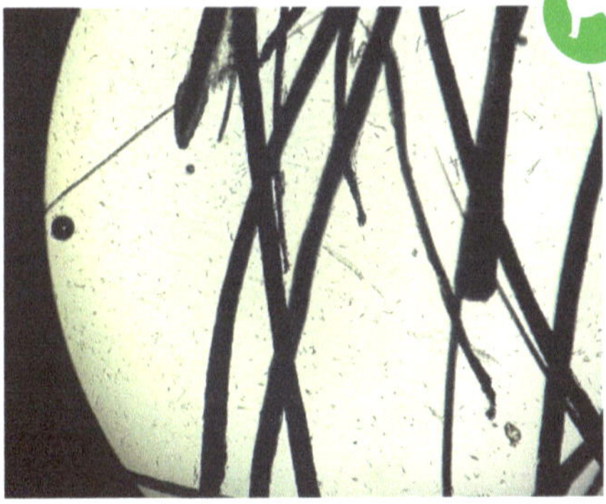

Tricograma diagnóstico de displasia-distrofia folicular en un paciente canino con numeras raíces distróficas.

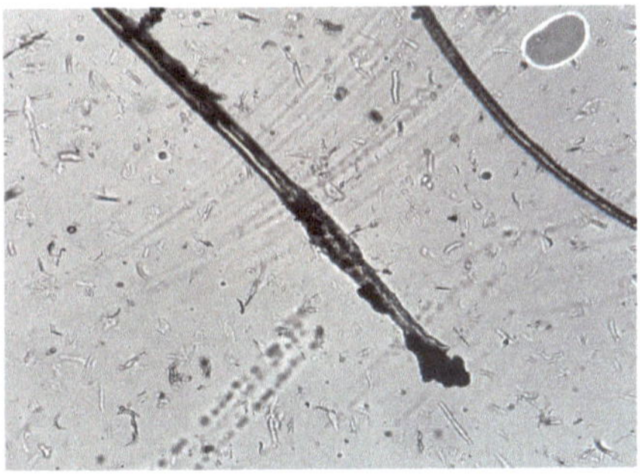

Tricograma patognomónico de displasia-distrofia folicular con distrofia de la raíz y con numerosos y grandes macromelanosomas.

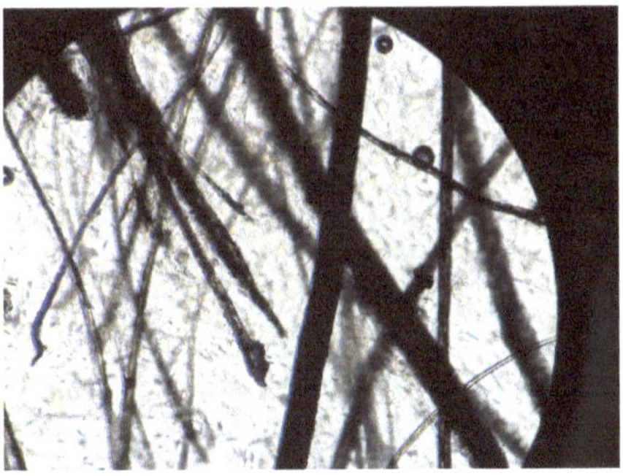

Tricograma patognomónico de displasia-distrofia folicular con distrofia de la raíz y con numerosos y grandes macromelanosomas.

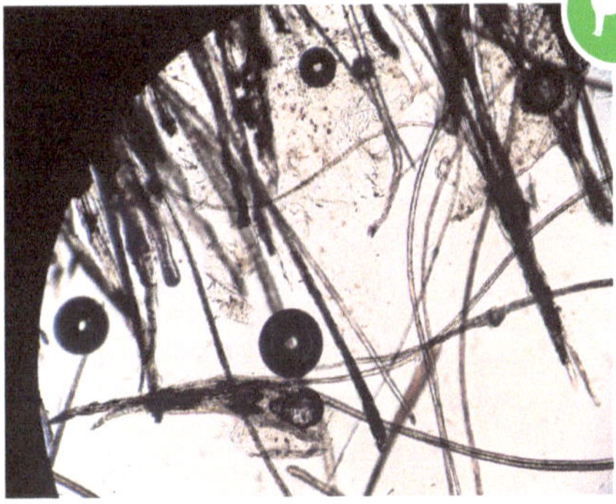

Tricograma diagnóstico de displasia-distrofia folicular en un paciente canino con numeras raíces distróficas.

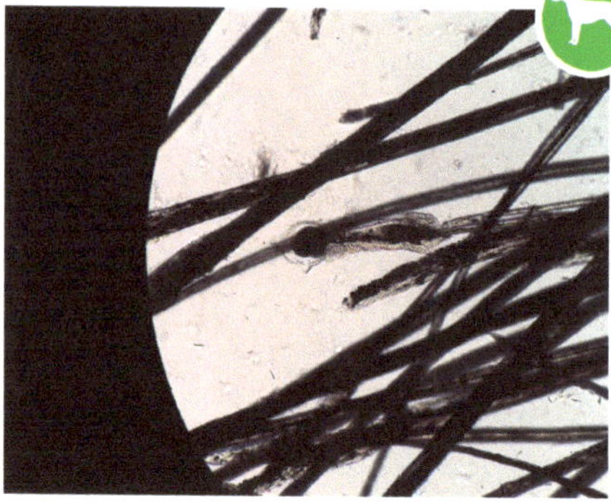

Tricograma diagnóstico de displasia-distrofia folicular en un paciente canino con numeras raíces distróficas.

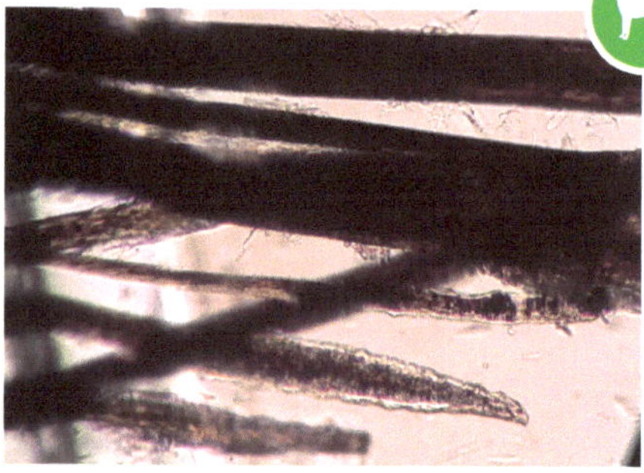

Tricograma de paciente canino en el que se evidencia un pelo con distrofia leve y con macromelanosomas generando una leve displasia folicular.

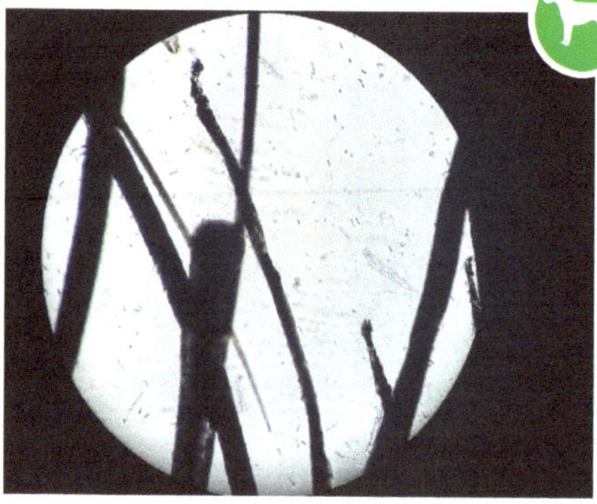

Tricograma diagnóstico de displasia-distrofia folicular en un paciente canino con numeras raíces distróficas.

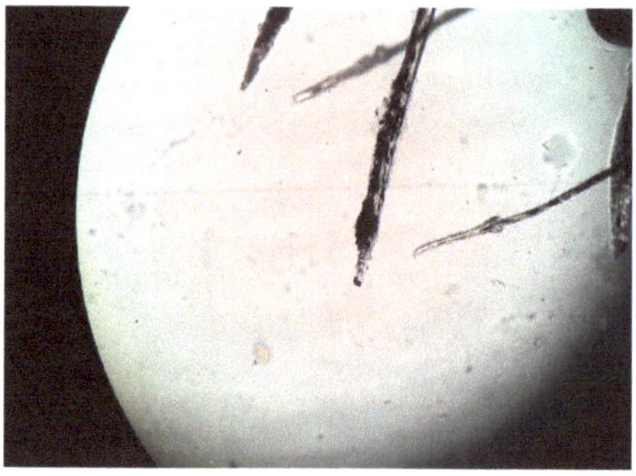

Tricograma patognomónico de displasia- distrofia folicular con distrofia de la raíz y con numerosos y grandes macromelanosomas.

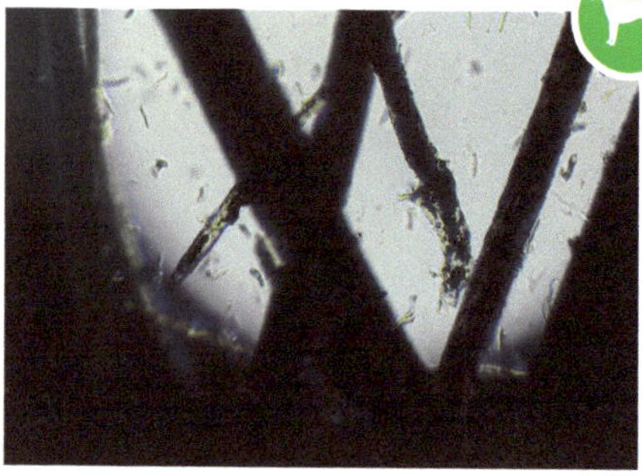

Tricograma patognomónico de displasia-distrofia folicular con distrofia de la raíz y con numerosos y grandes macromelanosomas.

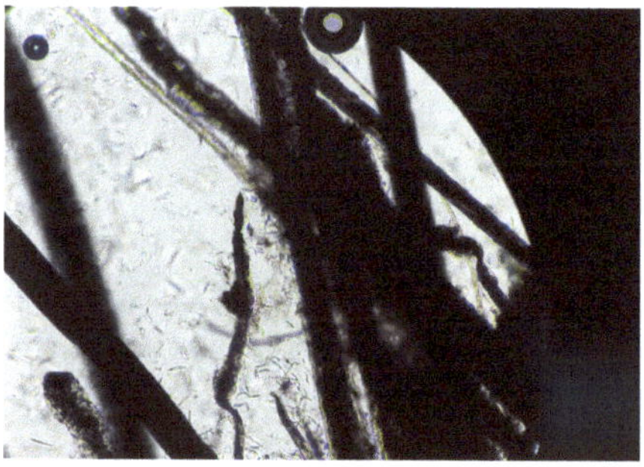

Tricograma patognomónico de displasia-distrofia folicular con distrofia de la raíz y con numerosos y grandes macromelanosomas.

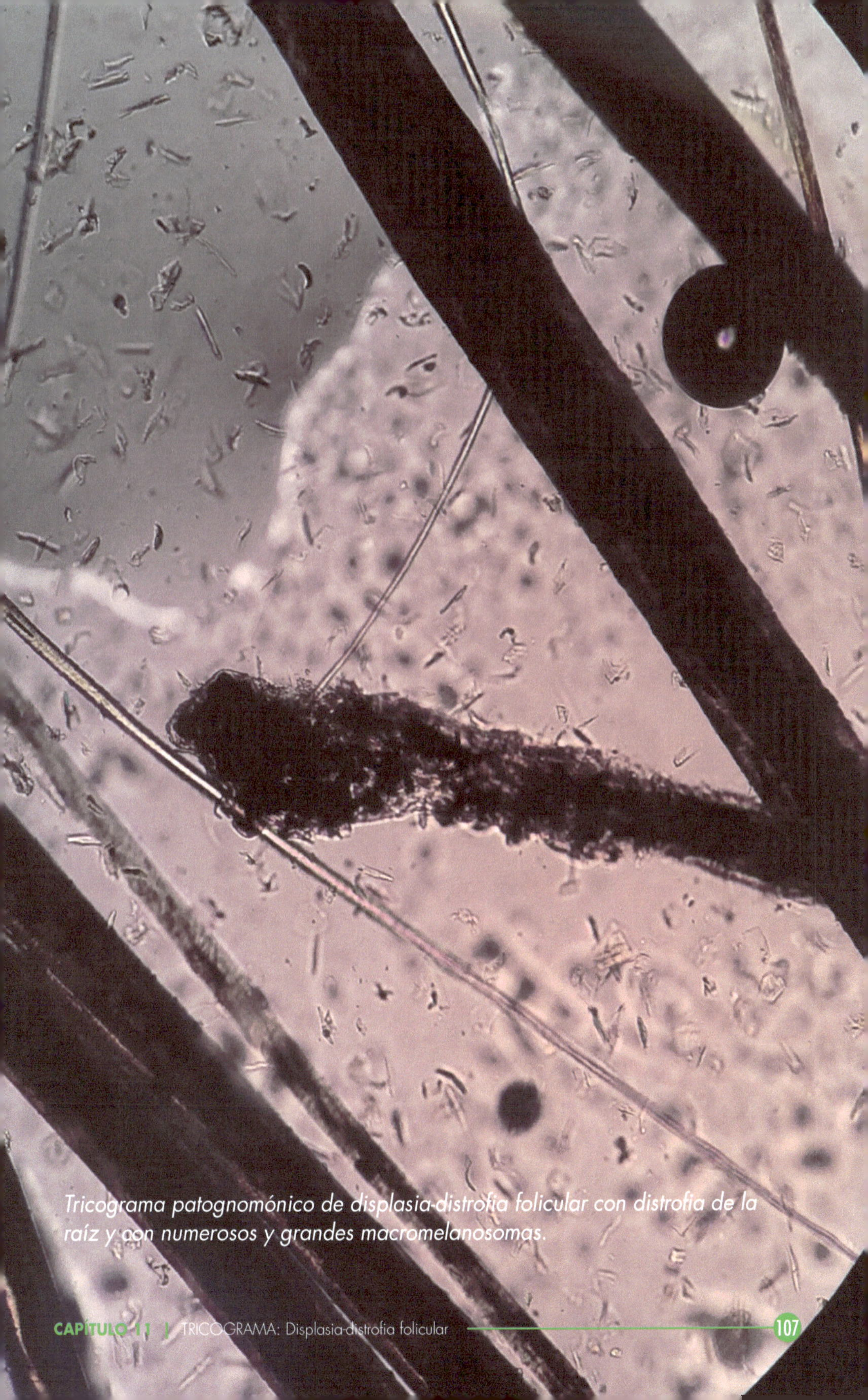

Tricograma patognomónico de displasia-distrofia folicular con distrofia de la raíz y con numerosos y grandes macromelanosomas.

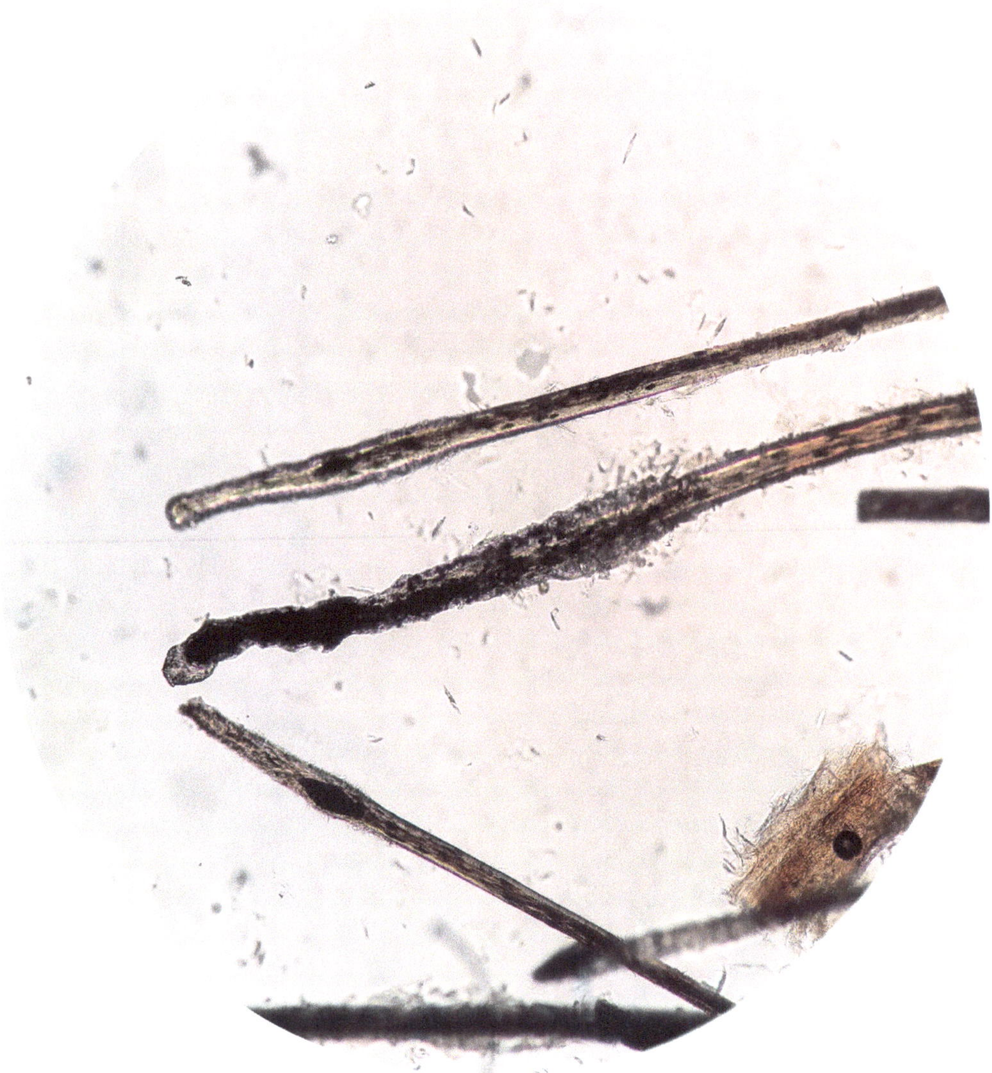

Tricograma de paciente canino en el que se evidencia un pelo, en el centro, con importante distrofia y macromelanosomas generando displasia folicular. Los pelos de arriba y de abajo presentan macromelanosomas evidentes, pero todavía no causan alteraciones graves en la morfología capilar.

CAPÍTULO 12

TRICOGRAMA: FOLICULITIS Y FORUNCULOSIS

Capítulo 12

TRICOGRAMA: FOLICULITIS Y FORUNCULOSIS

Abordaremos ahora las foliculitis-forunculosis, binomio que me gusta mucho porque es muy frecuente y necesito investigar y poder evaluar todas las causas cuando veo un caso clínico de foliculitis que ha evolucionado a forunculosis.

¿CUÁL ES EL MECANISMO ETIOPATOGÉNICO DE LA FOLICULITIS-FORUNCULOSIS?

Inicialmente hay una inflamación del folículo piloso, y esta inflamación, con el tiempo, igual que cualquier inflamación cutánea, comporta que haya una infección secundaria. Hasta aquí vamos a tener foliculitis, inflamación-infección, pero de momento la estructura del folículo piloso está respetada, aunque hay dilatación, inflamación e infiltrado celular intrafolicular y perifolicular con invasión de bacterias en el folículo piloso. Al cabo de unos días o unas semanas, esta invasión de bacterias y de células es un saco de pus que cada vez va dilatando más el folículo piloso hasta que revienta, y cuando revienta se crean diferentes focos de queratina folicular y capilar por la dermis, que van a dar lugar a diferentes

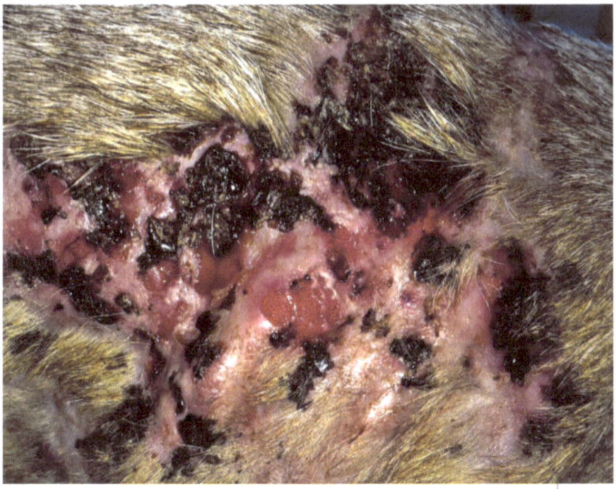

Forunculosis en un paciente canino de raza galgo con pioderma profunda por Nocardia.

focos aislados de reacción de cuerpo extraño como si fueran espigas, que implican de manera directa más infección, hasta que finalmente cada nuevo foco infectivo se abrirá camino hacia el exterior, con lo cual acabará habiendo fistulización.

¿QUÉ ES INTERESANTE MENCIONAR AQUÍ?

Pues que la mayoría son casos de pioderma profunda, y además puede ser también debido a una demodicosis. Una demodicosis puede empezar siendo una foliculitis que con el tiempo se infecta con bacterias, produciendo piodemodicosis y acabando en forunculosis con pioderma profunda.

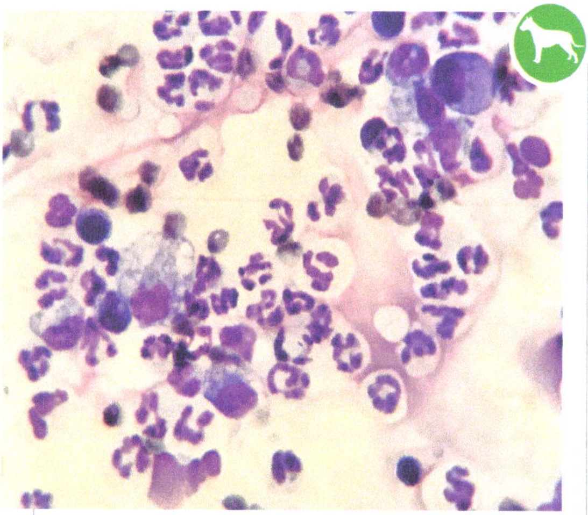

Citología: Pioderma profunda.

¿Qué podemos hacer ante una foliculitis-forunculosis para evaluar y diagnosticar?

Pues evidentemente tricograma y citología. Ante toda foliculitis- forunculosis debemos hacer tricograma y citología. ¿Por qué? Porque, como decíamos antes, puede estar causada por una demodicosis, y entonces haremos tricograma y podremos observar los *Demodex*, o *Dermatophytes*, que también pueden llegar a producir foliculitis-forunculosis.

La citología, como podemos observar aquí, es muy rica en células y prácticamente nunca se ven bacterias, ya que en la citología de una pioderma profunda no se observan bacterias con facilidad, aunque haya infección bacteriana.

Observemos estas imágenes con una citología piogranulomatosa o granulomatosa. ¿Cuál es la diferencia? Lo veremos con detalle más adelante, pero una citología piogranulomatosa se define como aquella en la que en el infiltrado abundan más los polimorfonucleares que los mononucleares, mientras que en una granulomatosa abundan más los mononucleares que los polimorfonucleares. Ambas son compatibles con un proceso de foliculitis-forunculosis, es decir, pioderma profunda. Se observan sobre todo neutrófilos y macrófagos, y muchas veces observaremos que el macrófago está fagocitando material nuclear o material del folículo piloso, linfocitos y a veces también eosinófilos. Cuidado, porque hay una variante de la foliculitis-forunculosis, que se denomina foliculitis-forunculosis eosinofílica, que suele afectar a la cara en pacientes, sobre todo perros, que van al campo y les pica una araña o un insecto y les produce de manera aguda una foliculitis-forunculosis. En estos casos, haces citología por aposición y observas una marea de eosinófilos.

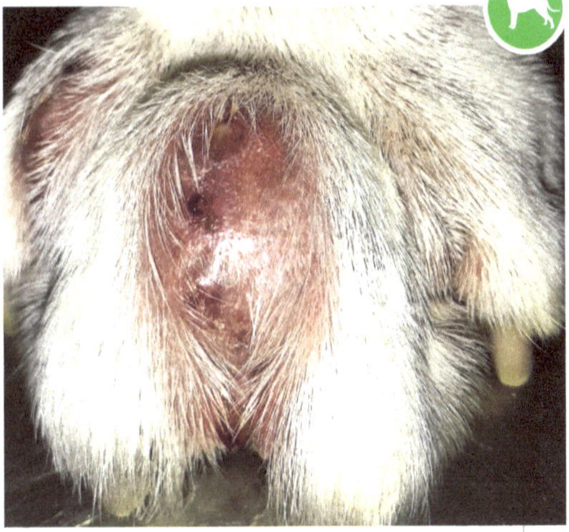

Foliculitis-forunculosis interdigital en un paciente canino de raza bulldog inglés con displasia folicular de los anejos.

Las lesiones que podemos observar en la foliculitis-forunculosis van de primarias a secundarias, como por ejemplo pápulas foliculares, pústulas foliculares, comedones, hipotricosis, alopecia, y posteriormente fístulas, erosiones y úlceras. Al final, por el mismo sangrado y por el mismo pus, podemos observar también costras. En este caso, las pústulas son eosinófilas.

Las causas más habituales de foliculitis-forunculosis son alergias que causan una inflamación folicular y una posterior foliculitis bacteriana que puede evolucionar a pioderma profunda.

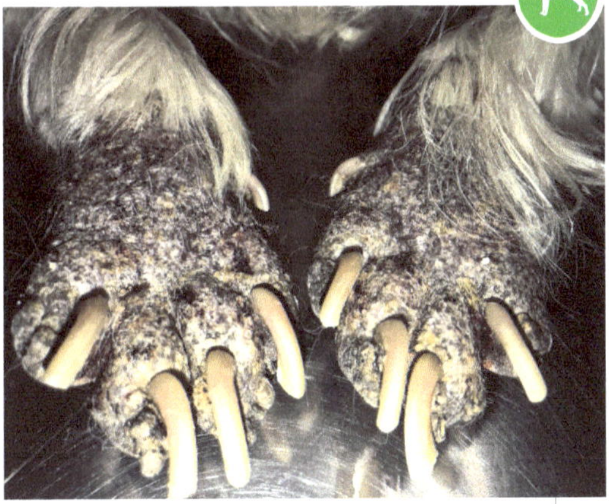

Foliculitis-forunculosis en un paciente canino de raza west highland white terrier *con piodemodicosis.*

Por lo que respecta a la topografía de la foliculitis-forunculosis, puede ser localizada o generalizada, de carácter genético en razas como el *bull terrier* o el pastor Alemán. Si es localizada, puede tener localizaciones distintas, como el puente nasal, los codos, los tarsos, el mentón (acné mentoniano) o interdigital. En tal caso haremos

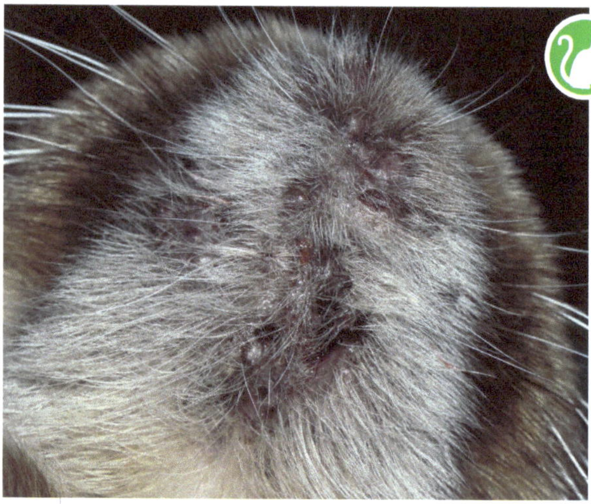

Foliculitis-forunculosis en un paciente felino de raza bosques de siberia con acné mentoniano.

tratamientos localizados y específicos para cada foliculitis-forunculosis localizada. No obstante, cuando es una foliculitis-forunculosis generalizada, como puede ser la enfermedad de Crohn en los humanos, deberemos abordar el caso no solo como un paciente con una dermatosis profunda, sino también con una inmunosupresión, y tendremos que ahondar en el protocolo para intentar encontrar la causa de dicha inmunosupresión.

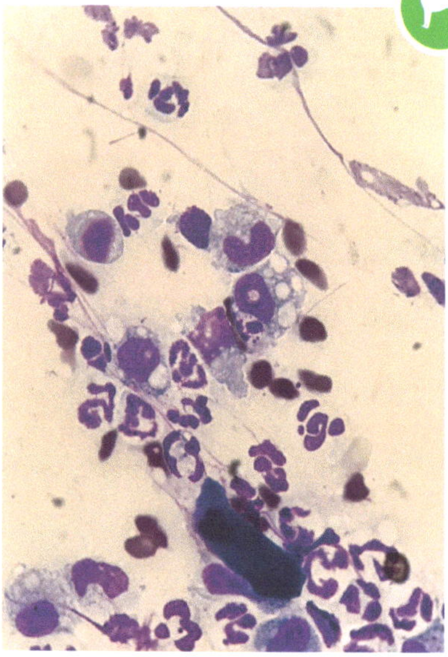

Citología piogranulomatosa con polimorfonucleares neutrófilos, macrófagos con grandes vacuolas, monocitos y queratina folicular de un paciente canino de raza setter irlandés.

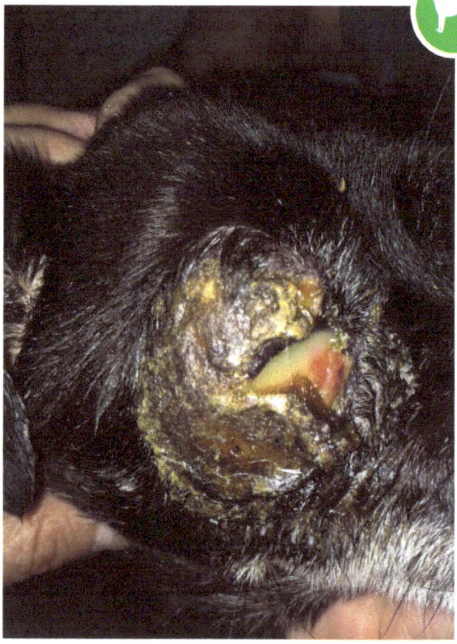

Forunculosis periocular en un paciente canino mestizo con pioderma profunda por posible mordedura o cuerpo extraño punzante.

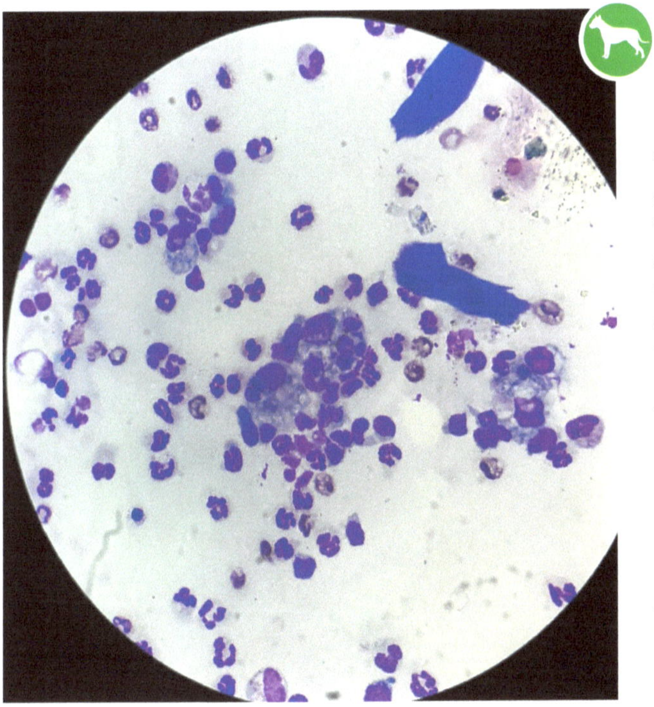

Citología piogranulomatosa con polimorfonucleares neutrófilos, polimorfonucleares eosinófilos, macrófagos con vacuolas evidentes, linfocitos y queratina folicular de un paciente canino de raza pastor belga con fístulas interdigitales.

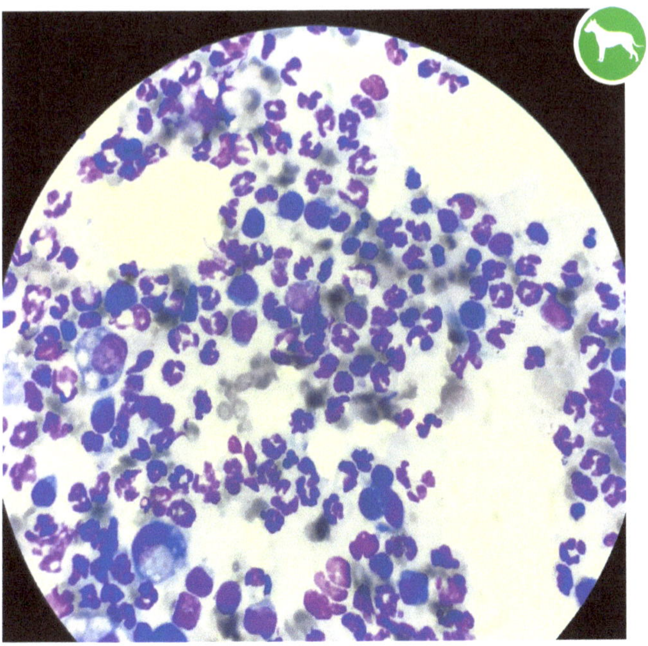

Citología piogranulomatosa con polimorfonucleares neutrófilos, macrófagos con grandes vacuolas, linfocitos y cocos de un paciente canino de raza pastor alemán con fístula perianal.

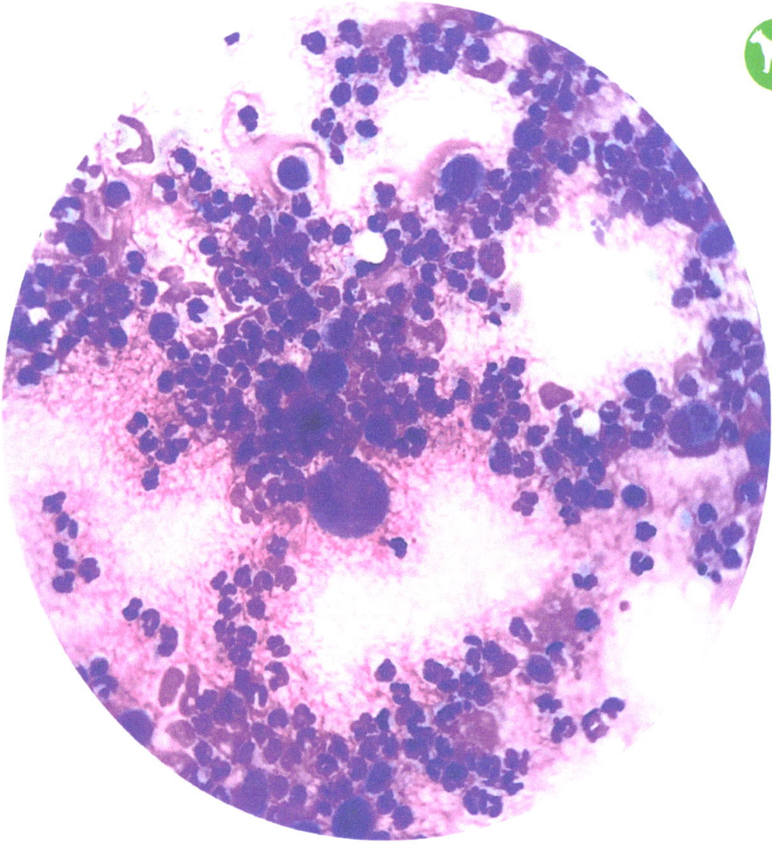

Citología piogranulomatosa con polimorfonucleares neutrófilos, macrófagos, linfocitos y mucha cantidad de fibrina de un paciente canino de raza afgano con fístulas metatarsianas

[Clase magistral]

FOLICULITIS FORUNCULOSIS II

http://amazingbooks.es/citologia-clase-magistral-5-foliculitis-forunculosis-i

[Clase magistral]

FOLICULITIS FORUNCULOSIS II (CITOLOGÍA)

http://amazingbooks.es/citologia-clase-magistral-5-foliculitis-forunculosis-ii

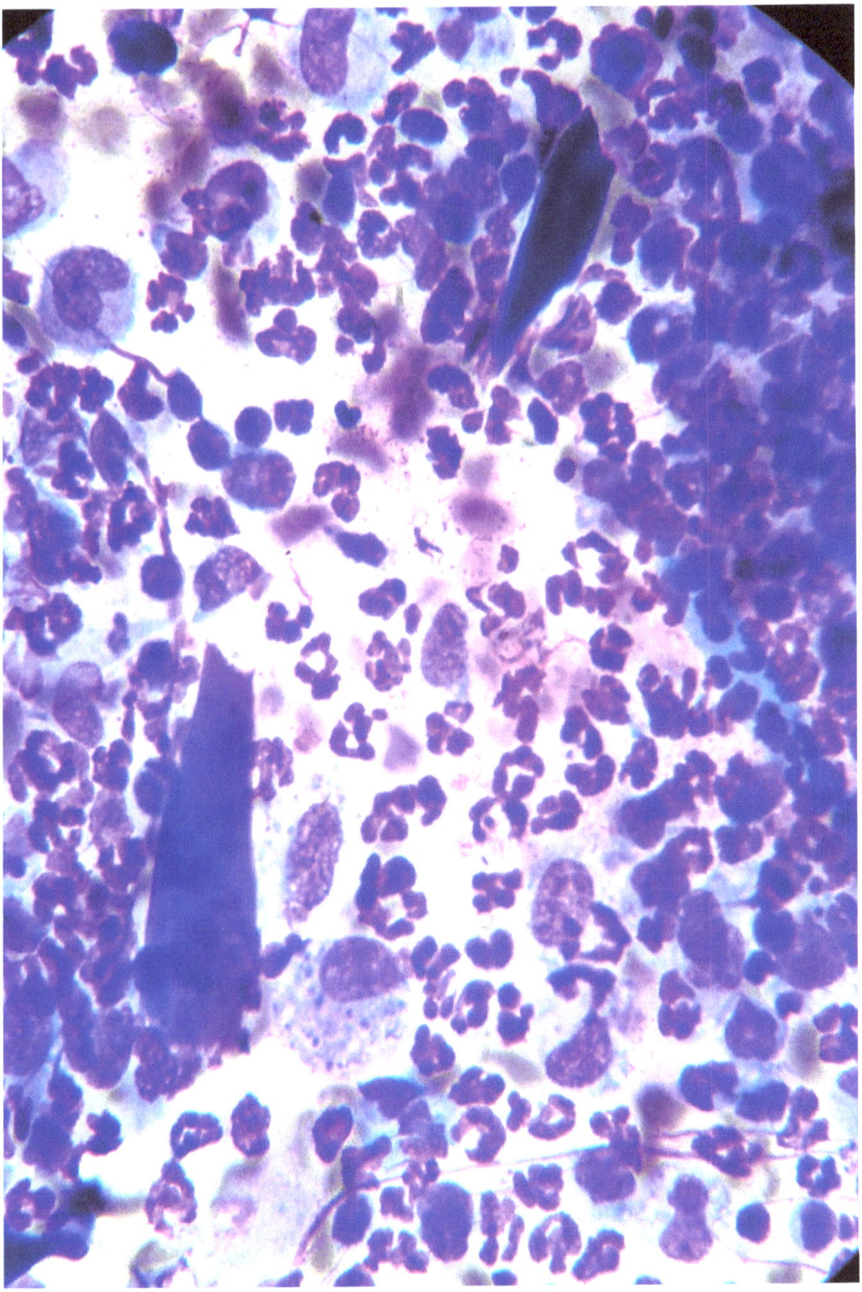

Citología piogranulomatosa con polimorfonucleares neutrófilos, macrófagos con restos nucleares fagocitados, linfocitos y queratina folicular de un paciente canino de raza gos d'atura con pioderma profunda en el puente nasal.

CAPÍTULO 13

CITOLOGÍA: TIPOS DE CÉLULAS SEGÚN SU ORIGEN

Capítulo 13

CITOLOGÍA: TIPOS DE CÉLULAS SEGÚN SU ORIGEN

En este capítulo vamos a abordar los tipos de células que podemos observar en una citología cutánea, que son tres:

1. Redondas, de origen hematopoyético.
2. Fusiformes, de origen mesenquimal.
3. Poliédricas, epiteliales.

Veamos los diferentes tipos de células de cada grupo.

Por lo que respecta a las células redondas, podemos observar polimorfonucleares neutrófilos, que son células redondas con el núcleo lobulado y el citoplasma transparente. Es una célula que la vamos a observar en infecciones bacterianas, pero en infecciones bacterianas digamos *light*, como por ejemplo por cocos, infecciones en las cuales la gran mayoría o las únicas células que se observan son polimorfonucleares neutrófilos.

Cuando la infección bacteriana es más compleja, con bacterias gramnegativas, como por ejemplo bacilos, micobacterias o espiroquetas, las células no son competentes frente a este tipo de bacterias y por lo tanto las podemos observar también en la citología, pero no serán las células predominantes en el infiltrado. Por otra parte, las podemos observar en una inflamación genérica, por ejemplo debida a una hipersensibilidad ambiental

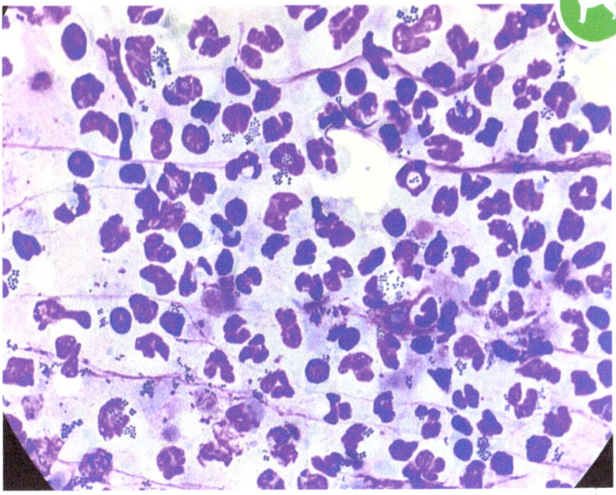

Citología: polimorfonucleares neutrófilos con cocos fagocitados en un paciente canino de raza basenji con pioderma superficial.

y no tanto en una por contacto o una química en la que sobre todo intervienen linfocitos.

En dermatosis vasculares o dermatopatías isquémicas, en especial en las vasculitis, también son células muy activas en el proceso inflamatorio por activación del complemento al dañarse el endotelio.

Por último, es una célula que interviene activamente en cuadros autoinmunitarios, sobre todo en el pénfigo foliáceo, atacando a los queratinocitos (acantocitos).

La siguiente célula redonda que podemos observar es el polimorfonuclear eosinófilo. También es una célula redonda, con el núcleo lobulado, y en el citoplasma observamos gránulos eosinófilos que contienen gran cantidad de aminas vasoactivas, sobre todo histamina, con lo cual vamos a poder observar el eosinófilo en reacciones de hipersensibilidad y parasitosis.

Efectivamente, en la atopia, la alergia alimentaria, la dermatitis alérgica por picadura de pulgas y la sarna sarcoptica se observan con suma facilidad polimorfonucleares eosinófilos, y en casos de hipersensibilidad bacteriana, en la cual clínicamente se observa un halo eritematoso alrededor de las pústulas y collaretes epidérmicos, en la citología se evidencian pioderma y un infiltrado inflamatorio muy potente con presencia de numerosos polimorfonucleares eosinófilos.

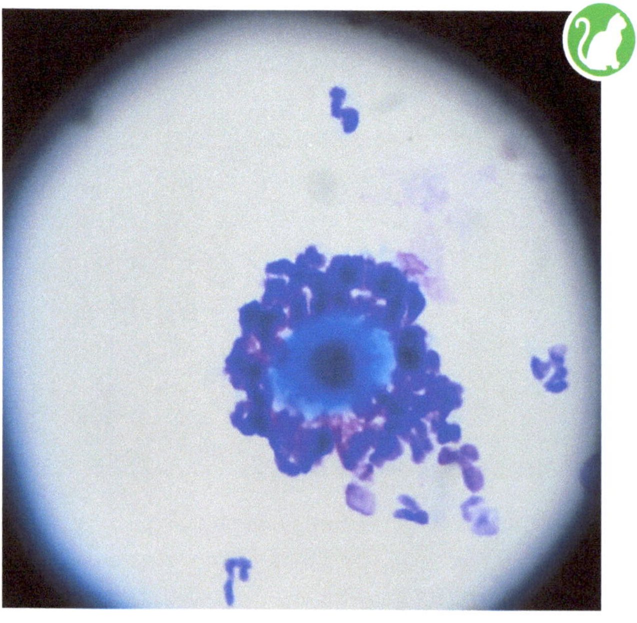

Citología: polimorfonucleares neutrófilos rodeando y atacando de manera enfurecida a un queratinocito (acantocito) en un paciente felino de raza bengalí con pénfigo foliáceo.

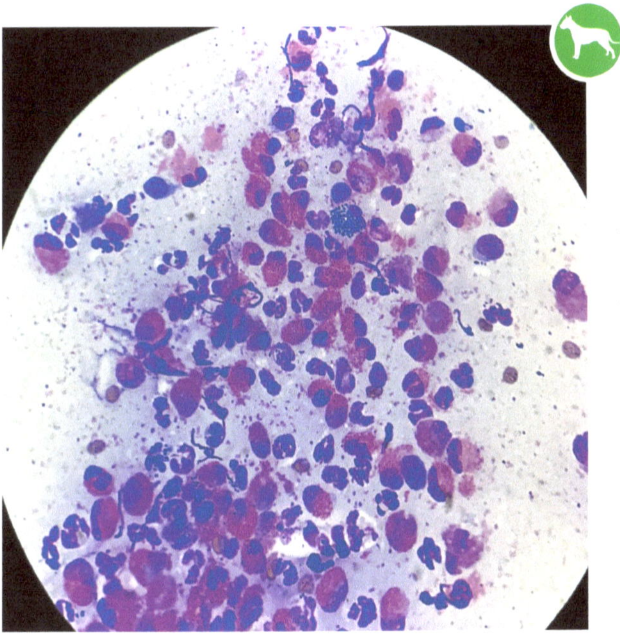

Citología: marea de polimorfonucleares eosinófilos en un paciente canino de raza labrador retriever con foliculitis-forunculosis eosinofílica.

Es muy frecuente encontrar en la citología un infiltrado eosinofílico con un elevadísimo número de eosinófilos en los siguientes casos:

1. Complejo granuloma eosinofílico: presentación específica de la especie felina en la cual la característica principal es un infiltrado eminentemente eosinofílico debido a hipersensibilidad ambiental o dermatitis alérgica por picadura de pulgas en la mayoría de los casos, y en un menor porcentaje por alergia alimentaria. Existen tres presentaciones clínicas propias del complejo granuloma eosinofílico:
   - Placas eosinofílicas: tórax y abdomen.
   - Úlcera indolente: labio superior, monolateral o bilateral.
   - Granuloma lineal: extremidad posterior, cara caudal, monolateral o bilateral.
2. Granuloma eosinofílico: intraoral, párpado, mentón, tronco, abdomen, interdigital.
3. Foliculitis-forunculosis eosinofílica: de presentación descaradamente aguda, parece ser más frecuente en la especie canina que en la felina, es una dermatosis grave con presencia de lesiones muy aparatosas y dolorosas

en la región facial, sobre todo en el puente nasal, periocular, pabellón auricular, mentón y, en ocasiones, en las extremidades en su parte distal, el cuello, la cola y el tronco. Se observan lesiones ulceradas y nodulares de grandes dimensiones en pacientes que la mayoría de las veces son perros que dan un paseo por la montaña, por un jardín, o por senderos, y son picados por artrópodos, arañas o insectos, y dichas picaduras provocan una reacción inflamatoria muy potente caracterizada por un infiltrado polimorfonuclear eosinófilo masivo que lleva a la destrucción de la dermis con formación de nódulos y úlceras con costras amarillentas.

Más frecuente en el gato que en el perro, la denominada foliculitis-forunculosis eosinofílica es compatible también con un cuadro agudo y grave de una picadura de mosquito (mosquito *bite*).

El tercer tipo de células que podemos observar dentro de las redondas son los polimorfonucleares basófilos. También son células redondas, con núcleo lobulado y gránulos basófilos, que presentan aminas vasoactivas en su composición. Las vamos a observar con mucha menos frecuencia que a los eosinófilos, pero podemos verlas en procesos de hipersensibilidad de tipo I específicamente.

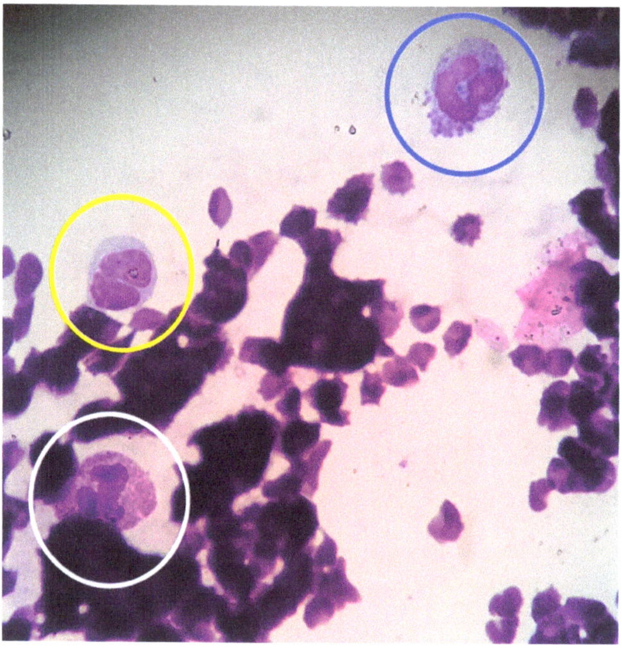

Citología: polimorfonucleares basófilo (azul), eosinófilo (blanco) y neutrófilo (amarillo) en un paciente canino de raza dálmata con atopia.

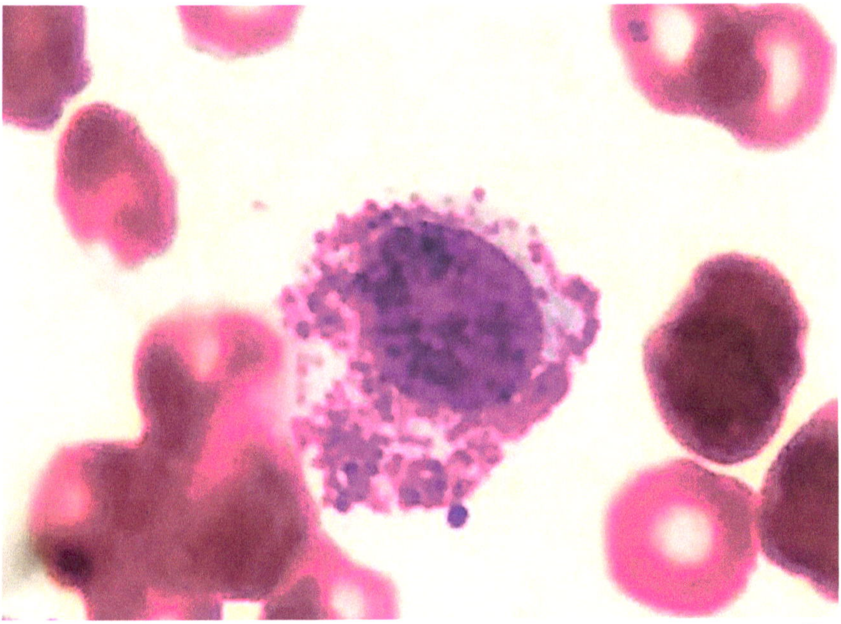

Citología: mastocito en un paciente canino de raza pomerania con atopia.

Otra célula redonda que podemos ver es el linfocito. Los linfocitos se caracterizan sobre todo por ser células redondas en las que el 90% de su tamaño está ocupado por el núcleo y solo el 10% de la célula es citoplasma. Es importante destacar las dos poblaciones más importantes de linfocitos:

1. Linfocitos T: CD4, CD8, *natural killer*, de memoria...

2. Linfocitos B: células plasmáticas

Los podemos observar en reacciones tipo I, II y IV, reacciones mediadas por células, cuando se precise una respuesta celular, en alergias, dermatosis autoimmunes, dermatosis inmunomediadas, dermatosis parasitarias, reacciones farmacológicas...

Otra célula redonda que podemos ver en una citología cutánea es el macrófago, que se caracteriza por ser una célula de un tamaño muy considerable, con vacuolas que contienen enzimas que van a poder lisar y digerir material fagocitado, normalmente material nuclear o infeccioso. A veces, incluso en casos crónicos de infecciones e inflamaciones graves, se unen varios macrófagos y se forma una célula gigante con diversos núcleos que adoptan en la nueva célula un tamaño enorme.

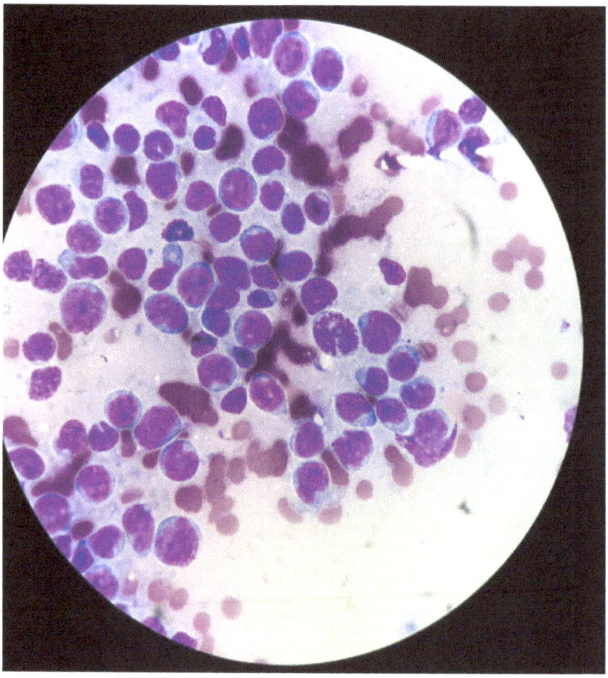

Citología: linfocitos en un paciente canino de raza san bernardo con linfoma epiteliotrópico.

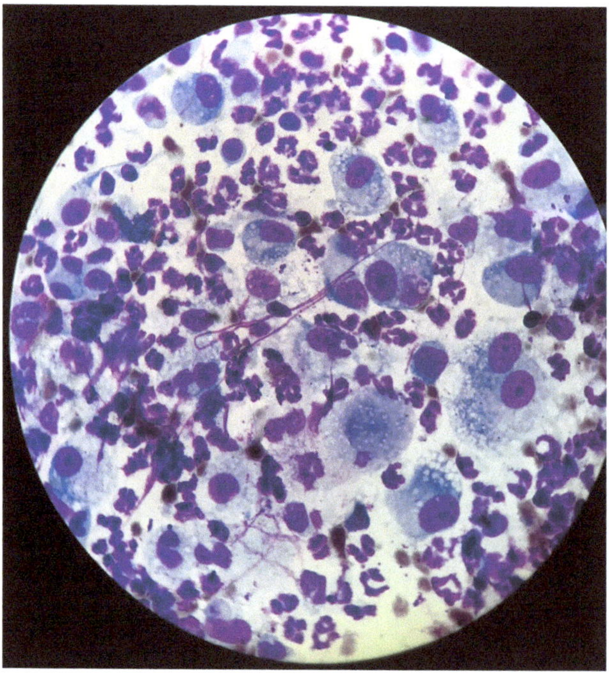

Citología: macrófagos activados en un paciente canino de raza bobtail con leishmaniosis.

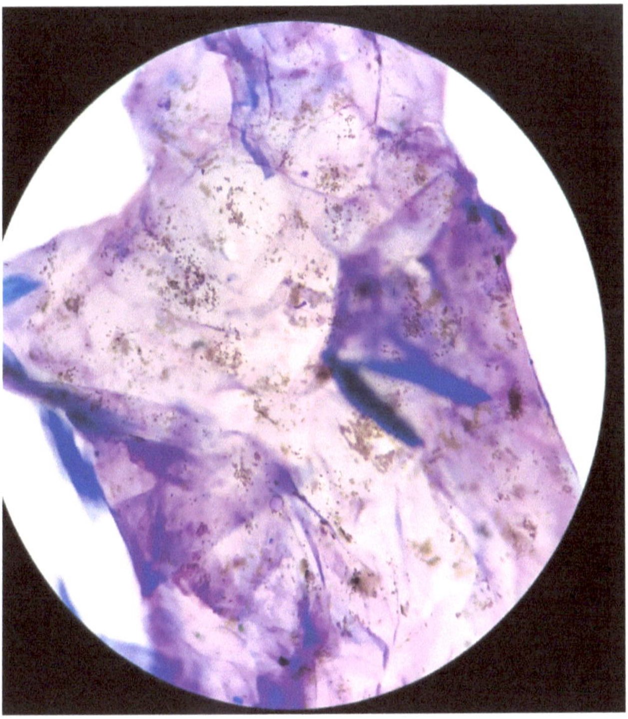

Citología: queratinocito con gránulos de queratohialina en un paciente canino de raza terranova con hipotiroidismo.

Otra célula redonda que podemos encontrar es el mastocito. Es una célula muy especial, porque es redonda, con un núcleo central bastante grande y con el citoplasma lleno de gránulos metacromáticos de color púrpura, y también, como el eosinófilo y el basófilo, conteniendo aminas vasoactivas, histamina principalmente, con lo cual va a ser también una célula muy presente en citologías de procesos de hipersensibilidad. Existe una enfermedad, denominada mastocitosis cutánea o sistémica, tanto en pacientes caninos como en pacientes felinos, en la cual se observa un infiltrado masivo de mastocitos solo en la piel en la forma cutánea, y en los órganos internos de la piel en la sistémica. Dicha mastocitosis es una dermatosis inflamatoria a caballo entre una hiperplasia y una neoplasia, con presencia de nódulos cutáneos y en órganos internos en el caso de la presentación sistémica, que en la mayoría de las ocasiones se deben a una proliferación exagerada de mastocitos en pacientes con respuestas de hipersensibilidad ambiental o alimentaria, en la que se puede observar dicho infiltrado celular mastocítico también en la mucosa intestinal. En la citología se verá un infiltrado eminentemente mastocítico, en general acompañado de polimorfonucleares eosinófilos, por quimiotaxis positiva debido a la liberación de interleucina 5.

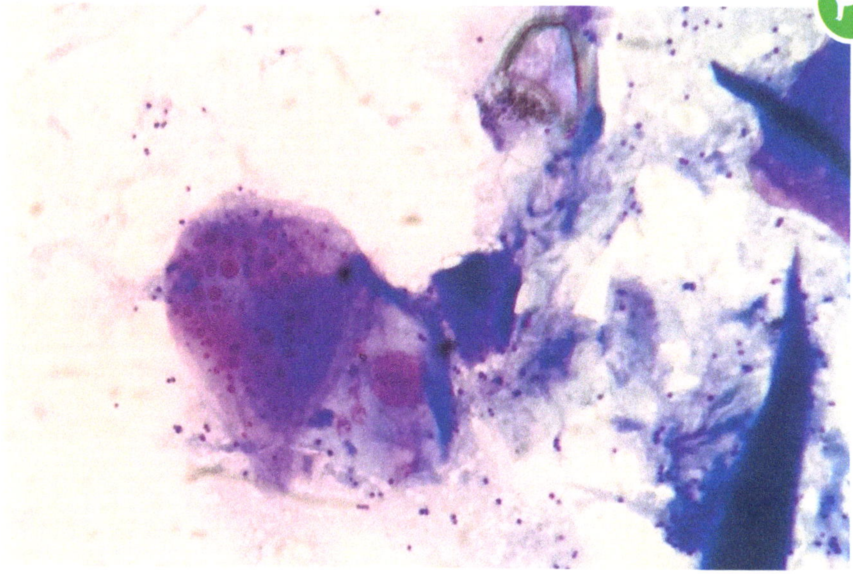

Citología: queratinocito con gránulos de queratohialina en un paciente canino de raza bulldog francés con pioderma, nótese la presencia de numerosos cocos libres.

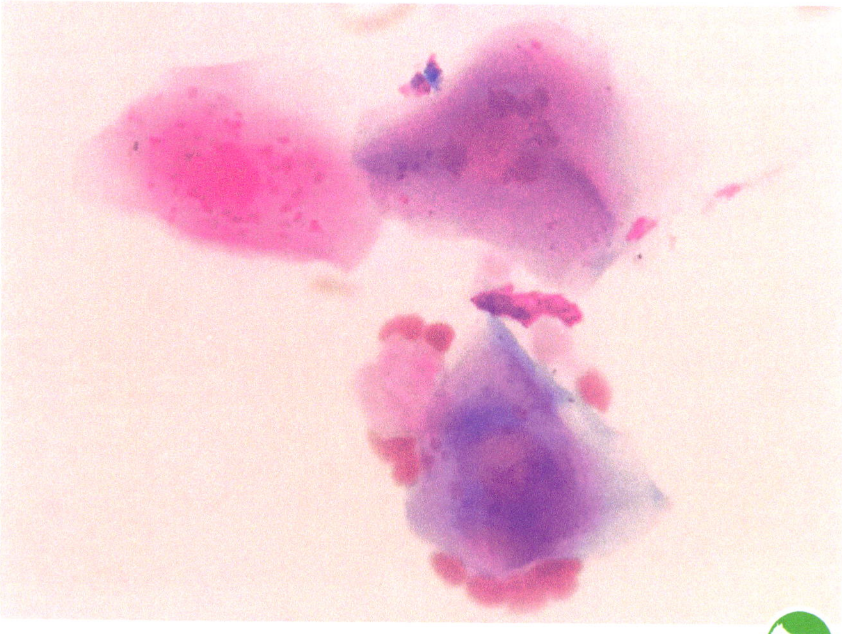

Citología: queratinocito con gránulos de queratohialina en un paciente canino de raza cavalier king charles *con atopia.*

Por lo que respecta a las células fusiformes mesenquimales, la gran mayoría de las veces que podemos observarlas en las citologías cutáneas van a ser fibroblastos, y sabemos que los fibroblastos son las células que componen la dermis en un 85% de su población celular. Dentro de las actividades que puede tener un fibroblasto se encuentra la de sintetizar colágeno, elastina, dando turgencia-resistencia y elasticidad respectivamente a la dermis, y además presenta una más que interesante actividad inmunitaria, con producción de interleucinas y citocinas.

Por último, las células epiteliales por excelencia son los queratinocitos, que están en el estrato córneo y en toda la epidermis, abordando también el folículo piloso. Hoy sabemos que los queratinocitos, aparte de una función estructural, tienen una función inmunitaria muy importante, con la producción de defensinas y de moléculas con carácter inmunitario para mantener la microbiota cutánea controlada. Cuando estas defensinas y moléculas antimicrobianas se ven alteradas por procesos como, por ejemplo, una atopia, en la cual los queratinocitos disminuyen su capacidad inmunitaria, lo que facilita el sobrecrecimiento bacteriano y de *Malassezia*, los pacientes presentarán con facilidad infecciones secundarias (pioderma y dermatitis por *Malassezia*).

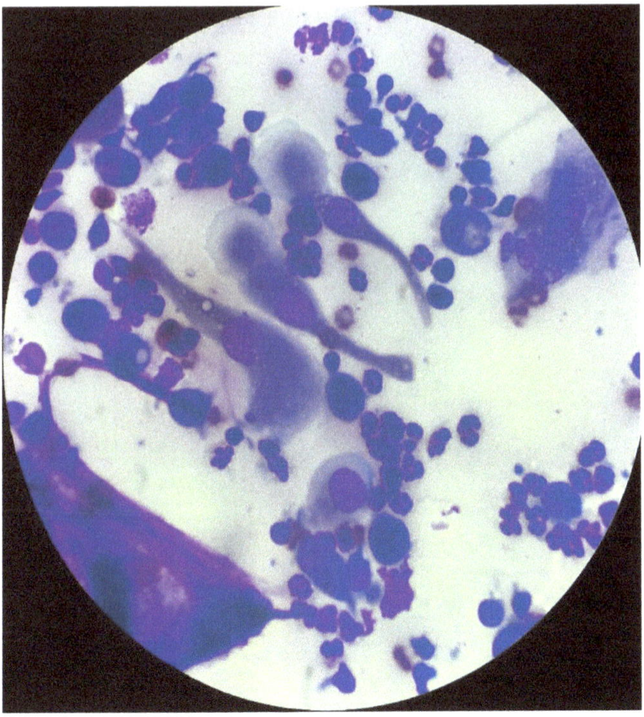

Citología: células fusiformes (fibroblastos) en un paciente canino de raza bullmastiff *con dermatosis erosivo-ulcerativa en la zona escapular por alopecia posinyección.*

¿POR QUÉ ES IMPORTANTE QUE UN VETERINARIO CLÍNICO SEPA IDENTIFICAR LOS DIFERENTES TIPOS DE CÉLULAS?

Pues es vital porque cada enfermedad responde con un patrón concreto de respuesta celular. Por ejemplo, una leishmaniosis reclama macrófagos, con lo cual, si sospechamos que el paciente tiene una leishmaniosis y hacemos citología de nódulos, pústulas, costras, etc., podemos observar amastigotes de Leishmania. Yo los he visto en muchísimas ocasiones, pero a veces no se ven en una citología cutánea y lo que se observa es un infiltrado mononuclear, sobre todo, compuesto por macrófagos. Y seguiremos sospechando.

Por ejemplo, si tenemos un paciente con un pénfigo foliáceo, observaremos una citología sin bacterias, estéril, pero con la presencia de neutrófilos y queratinocitos que denominamos acantocitos, porque en este caso se pierde la forma poliédrica y toman una forma esférica, redonda, sin cantos (de ahí el nombre de acantocitos).

Y si tenemos una alergia alimentaria o una alergia ambiental, el infiltrado va a ser sobre todo inicialmente de neutrófilos, eosinófilos y basófilos, y con el tiempo pueden aparecer mastocitos, linfocitos, etc.

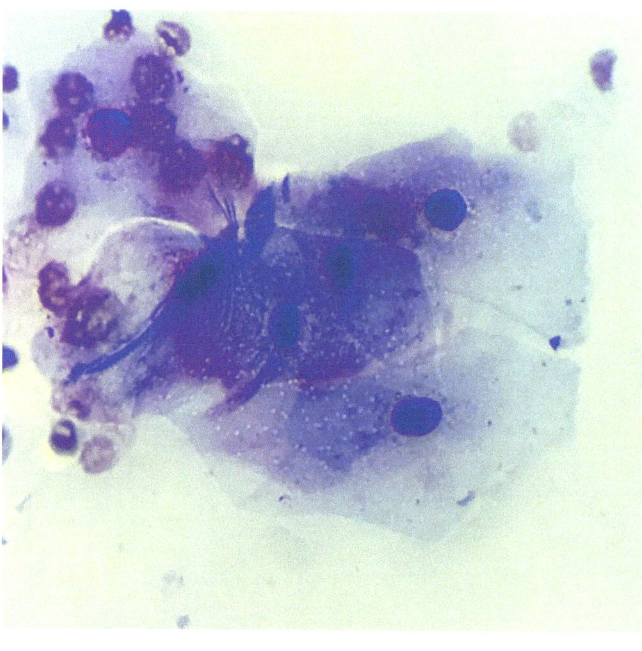

Citología: queratinocitos vacuolados muy activados en un paciente canino de raza boston terrier con atopia y alergia alimentaria.

Por último, ante una infección fúngica por *Dermatophytes* podemos observar linfocitos, macrófagos y neutrófilos. Una micosis profunda va a dar lugar a una imagen granulomatosa muy característica de leishmaniosis, con presencia de gran cantidad de macrófagos y mononucleares, con lo cual, por todo lo comentado hasta ahora, es vital conocer los tipos de células para poder relacionar lo que vemos clínicamente en el paciente, el tipo de lesiones, la topografía, la anamnesis y la respuesta a los tratamientos, con lo que vemos en el microscopio, y en la mayoría de los casos podemos diagnosticar con citología.

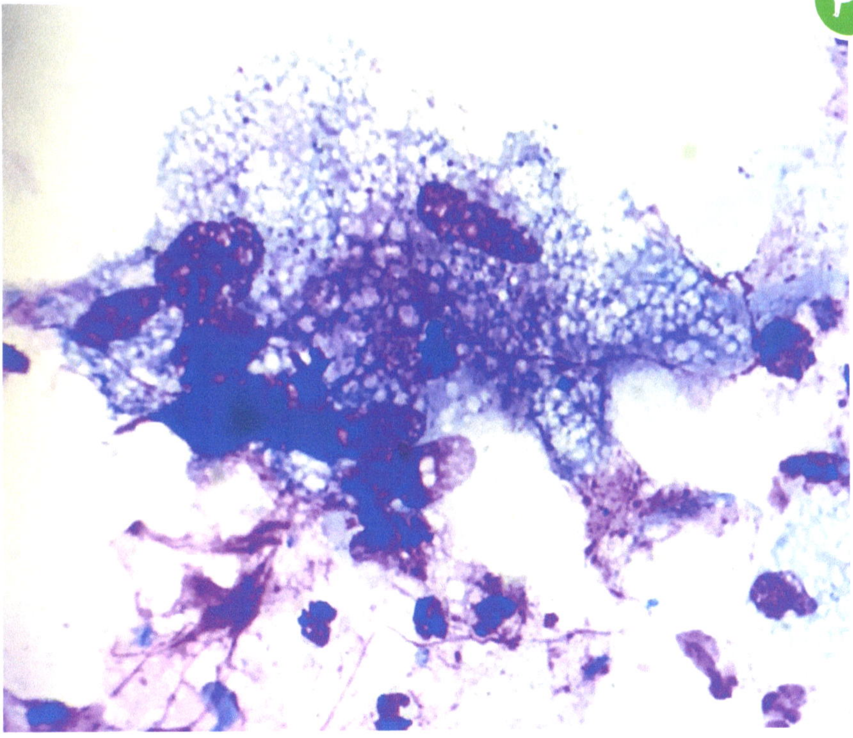

Citología granulomatosa con macrófagos hipervacuolados en un paciente canino de raza ratonero mallorquín con lesiones compatibles con leishmaniosis.

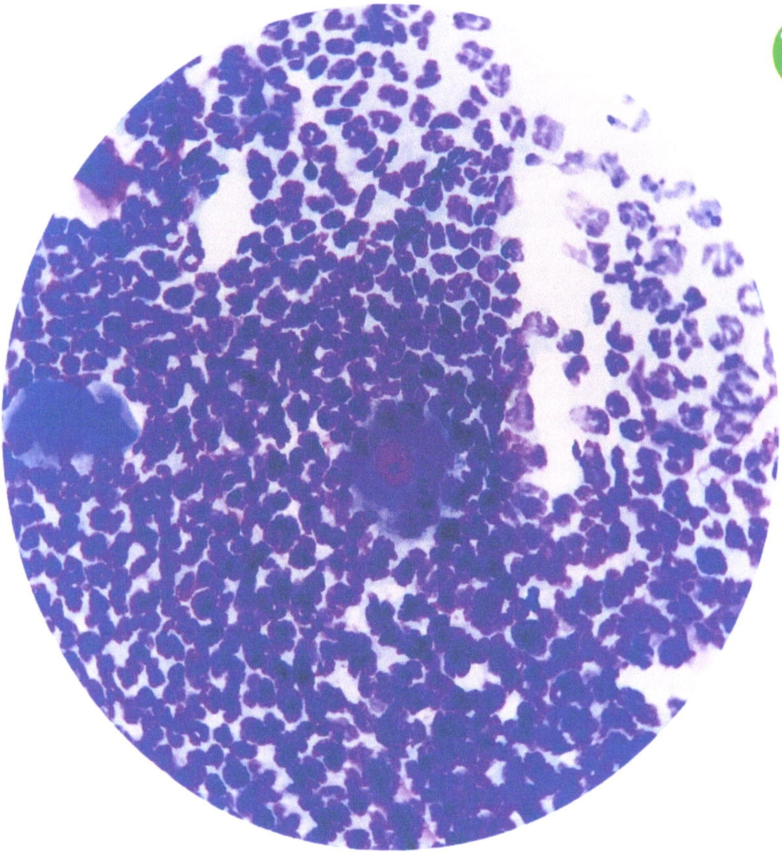

Citología estéril con queratinocito (acantocito) rodeado y atacado por polimorfonucleares neutrófilos en paciente felino de raza maine coon con dermatosis costrosa.

[Clase magistral]

TIPOS DE CELULAS I

http://amazingbooks.es/citologia-clase-magistral-6-tipos-de-celulas-i

[Clase magistral]

TIPOS DE CELULAS II

http://amazingbooks.es/citologia-clase-magistral-6-tipos-de-celulas-ii

CAPÍTULO 14

CITOLOGÍA: TIPOS DE MICROORGANISMOS

Capítulo 14

CITOLOGÍA: TIPOS DE MICROORGANISMOS

Vamos a tratar en este capítulo los diferentes tipos de infecciones e infestaciones. Una parasitosis, en dermatología veterinaria, canina y felina, no es una infección, es una infestación.

Hablemos ahora de bacterias. Las más habituales son las infecciones bacterianas por cocos. Las piodermas en el perro son altamente frecuentes, mientras que en el gato son anecdóticas.

En las piodermas, las lesiones principales que se observan son la tríada constituida por pápula, pústula y collarete epidérmico.

Utilizaremos las pústulas, tanto foliculares como interfoliculares, para tomar las muestras para citología por la técnica "del huevo frito", y también las costras por la técnica "de la tapa de yogur". Las costras, en caso de pioderma,

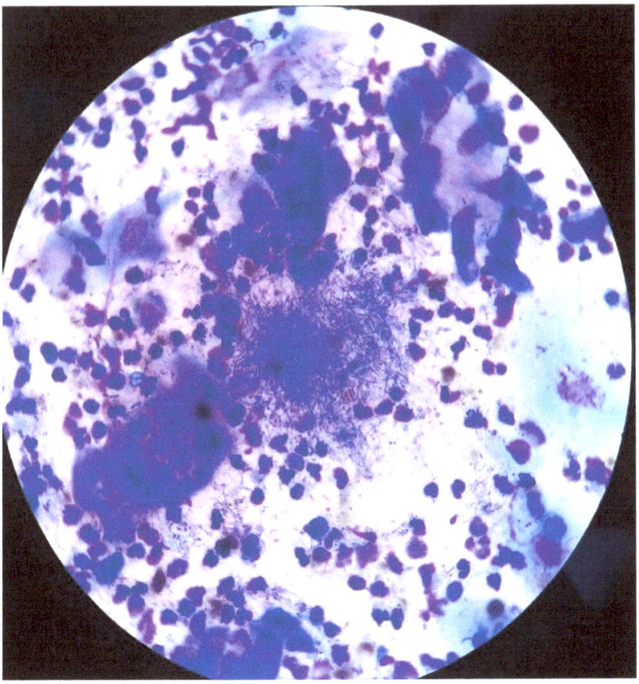

Citología purulenta-piogranulomatosa con numerosos bacilos en un paciente canino de raza dogo de Burdeos con dermatosis nodular por Pseudomonas.

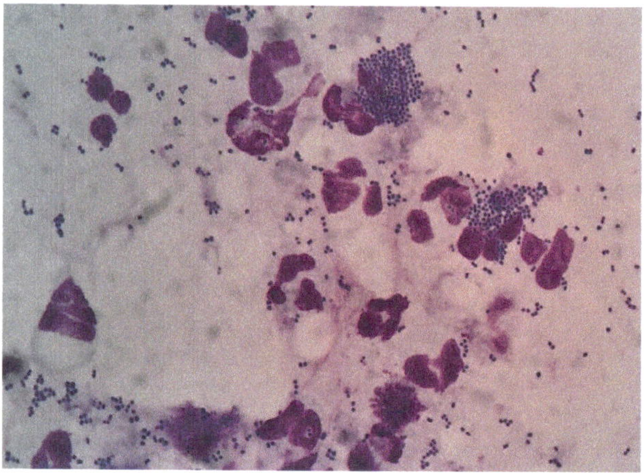

Citología: cocos libres y fagocitados (Staphylococcus) en un paciente canino de raza husky siberiano con un hot spot en el tercio posterior por dermatitis alérgica por picadura de pulgas.

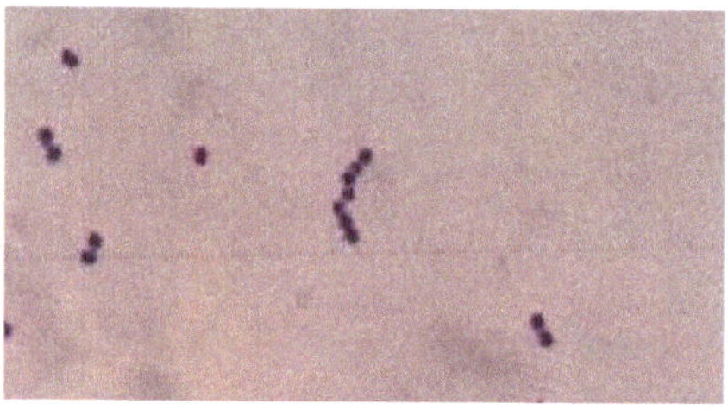

Detalle de cadena de estreptococos.

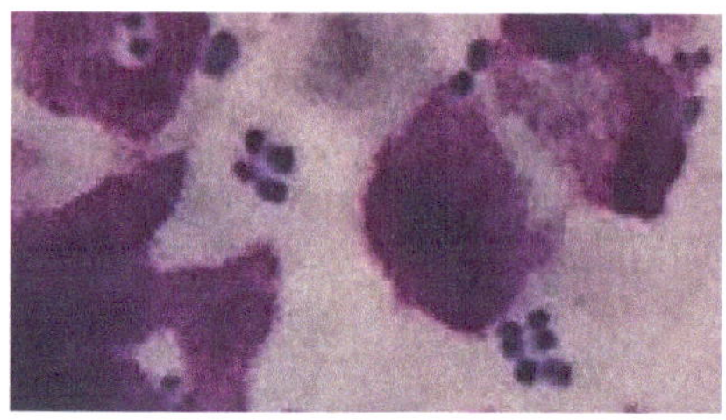

Detalle estafilococos que forman "cubitos".

en la gran mayoría de los casos son amarillentas, y si hay ligero sangrado pueden ser de color marrón claro.

En casos de intertrigo utilizaremos un hisopo vaginal y tomaremos la muestra para citología por la técnica del "bote de Nutella".

Las causas más frecuentes de pioderma en el perro son atopia, defectos de queratinización y endocrinopatías.

La bacteria más habitual, que crece en el 95% de los casos de pioderma, es *Staphylococcus pseudointermedius*.

Hay dos tipos de cocos que podemos identificar, además de obviamente en cultivo, en la citología por su morfología y por su estructura. Tenemos, como podemos ver en esta imagen, estafilococos que forman "cubitos" de cuatro cocos y que también se encuentran sueltos. También hay, como vemos en la imagen superior, estreptococos que forman cadenas de cinco, seis y hasta ocho cocos seguidos, e igualmente se observan sueltos.

Por otra parte, es posible observar bacilos. Cabe señalar que la mayoría de los cocos son grampositivos y la mayoría de los bacilos son gramnegativos. Es recomendable realizar cultivo bacteriológico y antibiograma si se observan bacilos en la citología, para poder identificar la especie y conocer su sensibilidad a fin de indicar un tratamiento eficaz. También es recomendable realizar cultivo en casos de infecciones recurrentes por cocos que no han curado nunca con ningún antibiótico hasta la fecha, para poder instaurar, según los resultados del antibiograma, un tratamiento eficaz, pues es posible que se trate de microorganismos resistentes a la meticilina o que produzcan *biofilms* que dificulten la actuación de los antibióticos, tanto orales como tópicos.

Los bacilos suelen ser alargados y no forman cubos ni cadenas, sino que suelen estar libres, todos separados. A veces pueden estar más o menos cerca, pero siempre son individuales. Dentro de los diferentes tipos de bacilos podemos encontrar *Escherichia coli*, *Pseudomonas*, *Proteus*, etc.

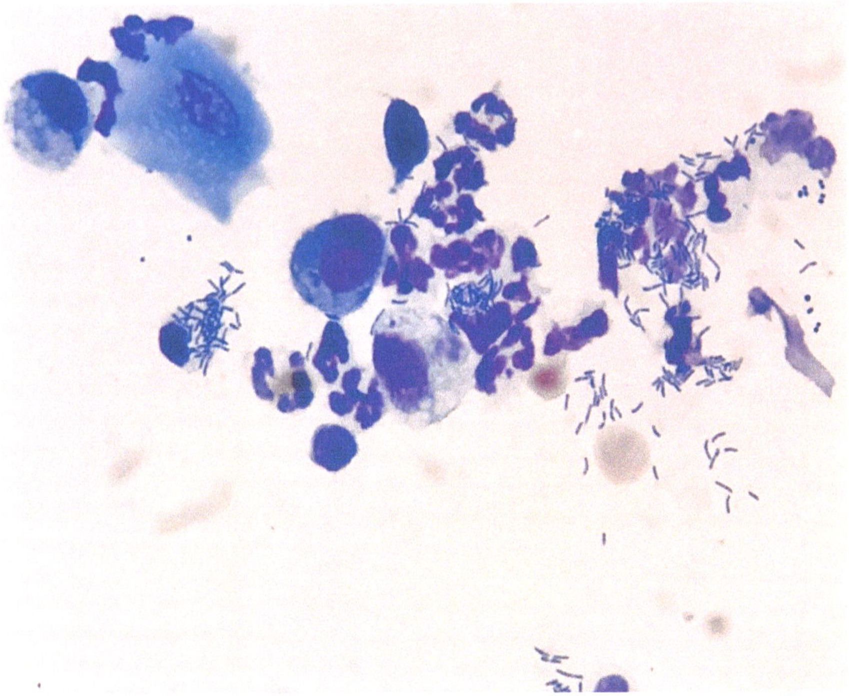

Citología: bacilos fagocitados y libres junto con cocos libres en un paciente canino de raza akita inu con nocardiosis.

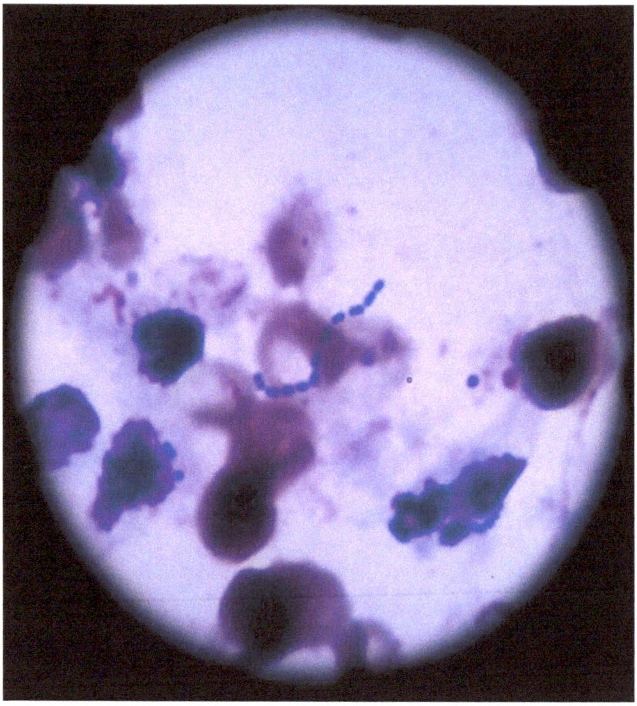

Cocos libres en cadena (Streptococcus) en un paciente canino de raza golden retriever con pododermatitis cuatripodal por atopia.

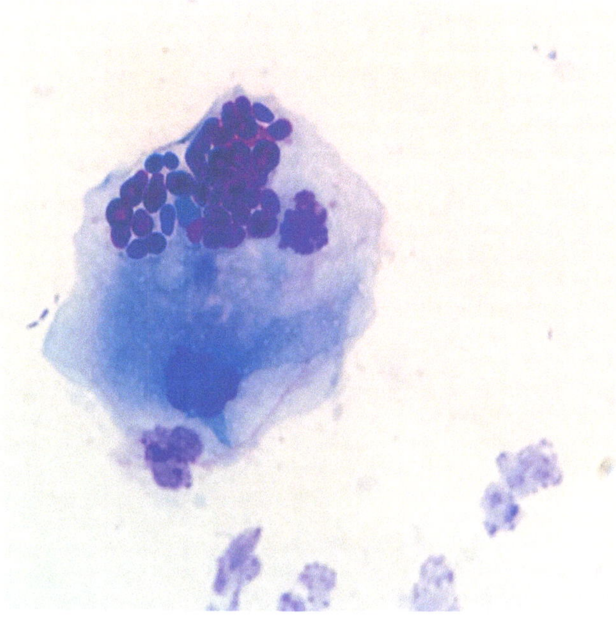

Citología: queratinocito con numerosos ejemplares de Malassezia pachydermatis en su superficie, en un paciente canino de raza labrador con prurito podal dorsal y ventral con atopia.

También podemos observar bacterias filamentosas, como por ejemplo *Serratia* y *Nocardia*, que son bacterias superpatógenas, aunque afortunadamente muy poco frecuentes, que van a producir piodermas profundas muy fistulizantes y muy supurativas, incluso nodulares; sobre todo la nocardiosis produce un exudado tipo praliné, tofe o chocolate, que es característico, y haciendo una citología de una muestra tomada con hisopo podemos identificarla.

Otra posible infección es por levaduras, sobre todo de dos géneros, *Malassezia* y *Candida*. Por lo que respecta a *Malassezia*, la especie más frecuente es *M. pachydermatis*. Como podemos observar en la imagen, tiene forma de cacahuete, con gemación unipolar (la gemación es un tipo de reproducción asexual, y en este caso unipolar significa que de una sale una). Hay otros tipos de *Malassezia*, como por ejemplo la que puede verse en esta imagen, que es muy gordita y se llama *Malassezia globosa*. En esta otra imagen observamos *Malassezia sympodialis*, que es muy delgadita.

El otro tipo de infección por levaduras es la candidiasis, sobre todo por *Candida albicans*, que se diferencia de *Malassezia* por presentar gemación bipolar, es decir, de una salen dos.

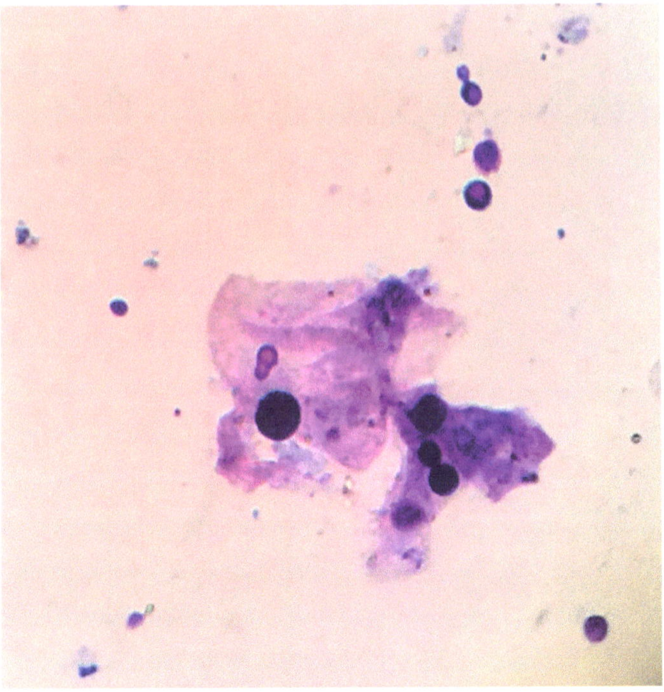

Citología: queratinocitos con numerosas Malassezia pachydermatis *y globosa.*

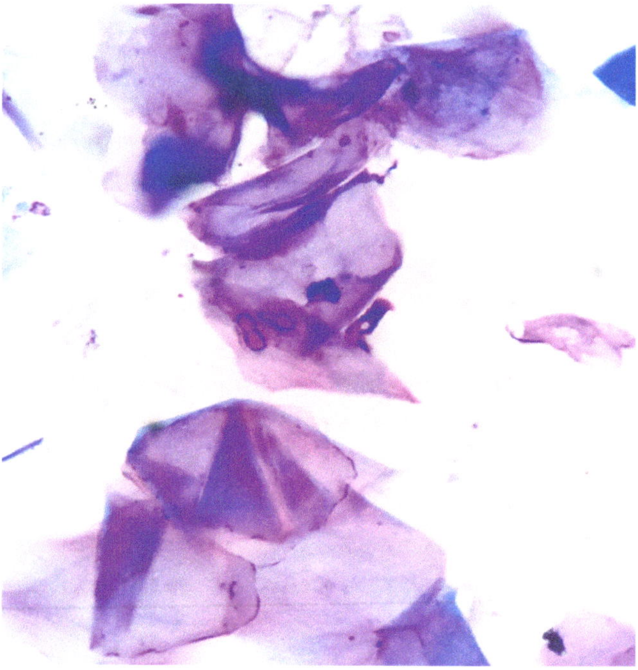

Citología: queratinocitos centrales con dos ejemplares de Malassezia simpodialis *en su superficie, en un paciente canino de raza bóxer con prurito en el mentón por atopia.*

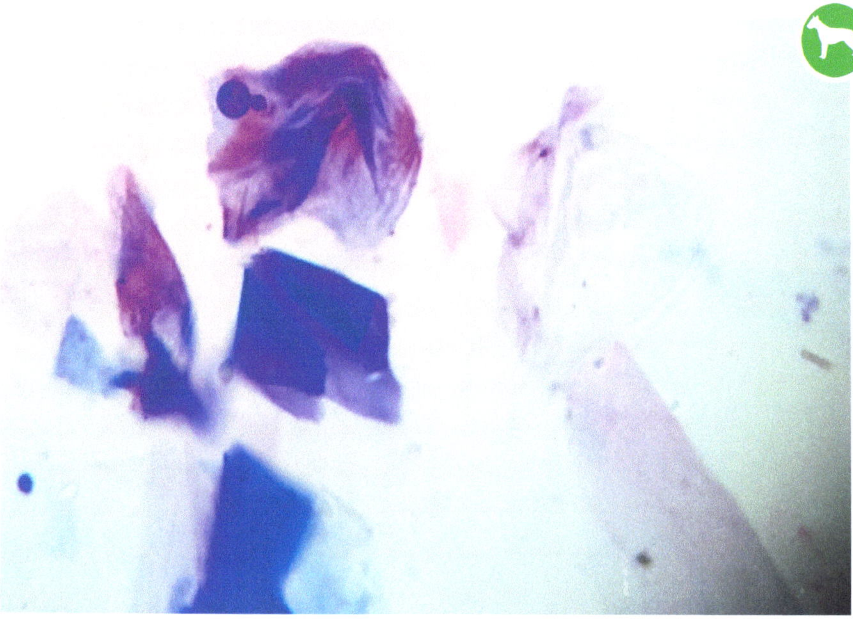

Citología: Queratinocito con un ejemplar de Malassezia globosa *en su superficie, en un paciente canino de raza Lhasa apso con prurito periocular por atopia.*

Las muestras para citología, tanto para *Malassezia* como para *Candida*, las tomaremos con hisopo vaginal en seco, nunca humedecido.

También podremos observar al hacer citología infecciones por *Dermatophytes*, con presencia de hifas, conidios y estructuras fúngicas, observaremos: las hifas tienen un aspecto rectangular, y los conidios son redondeados, con cápsula. Las muestras para citología en busca de *Dermatophytes* las tomaremos con hisopo o por aposición.

Otras infecciones menos frecuentes, pero que también hemos de tener en cuenta y que podemos observar en la citología cutánea, son las infecciones micóticas profundas o sistémicas, de las que vamos a destacar sobre todo una, la criptococosis, producida por *Criptococcus neoformans*. Como podemos observar, son microorganismos con una cápsula muy evidente.

Suelen hallarse en pacientes inmunosuprimidos y en pacientes que lamen heces de paloma, porque la paloma es portadora de *C. neoformans* en su colon,

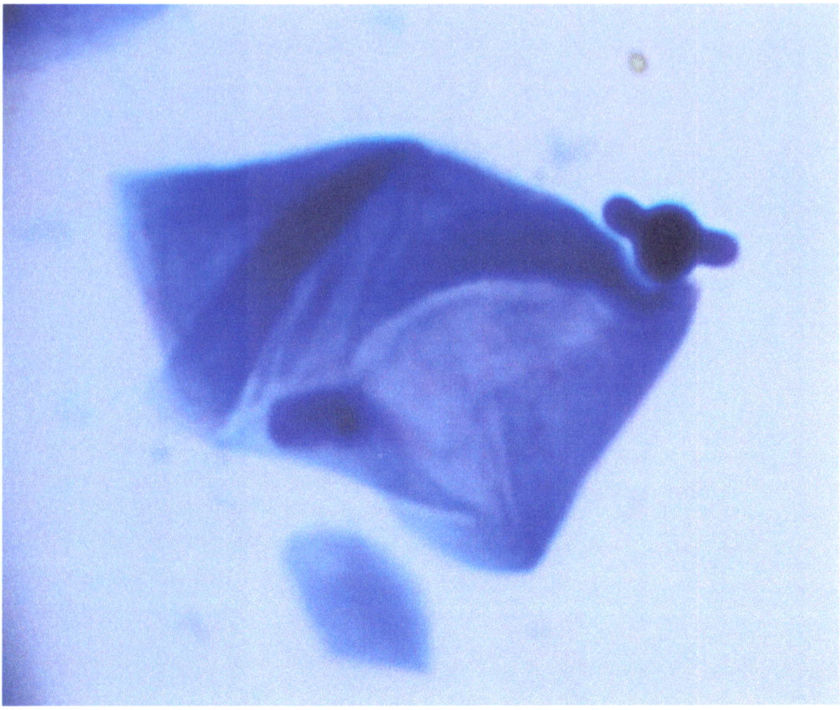

Citología: Ejemplar de Candida albicans en un paciente canino de raza bulldog inglés con pododermatitis ventral por atopia.

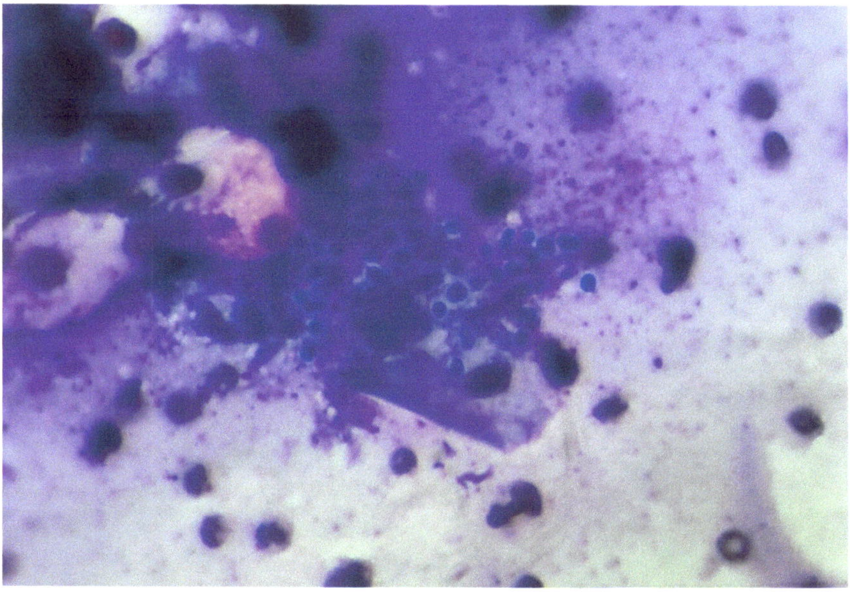

Nódulo micótico en un paciente canino de raza caniche con un querion por dermatofitosis. Nótese la presencia de numerosas microconidias.

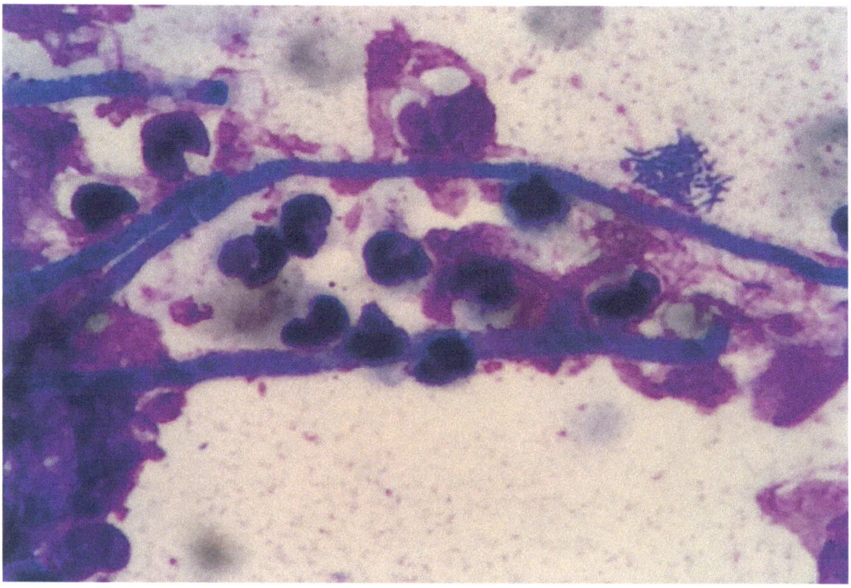

Citología: hifas de Dermatophytes *en un paciente canino de raza yorkshire terrier con una lesión periocular por dermatofitosis.*

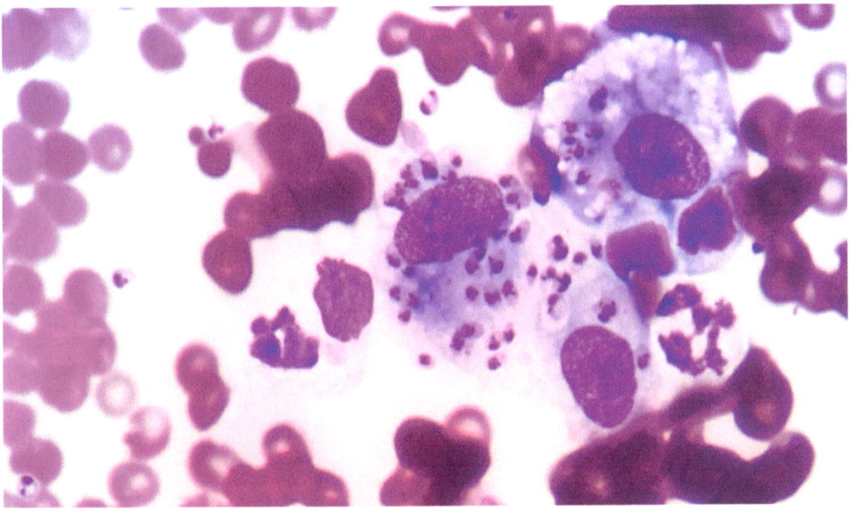

Citología: amastigotes de Leishmania infantum *en un paciente canino de raza mastín napolitano con dermatosis pustular por* Leishmania.

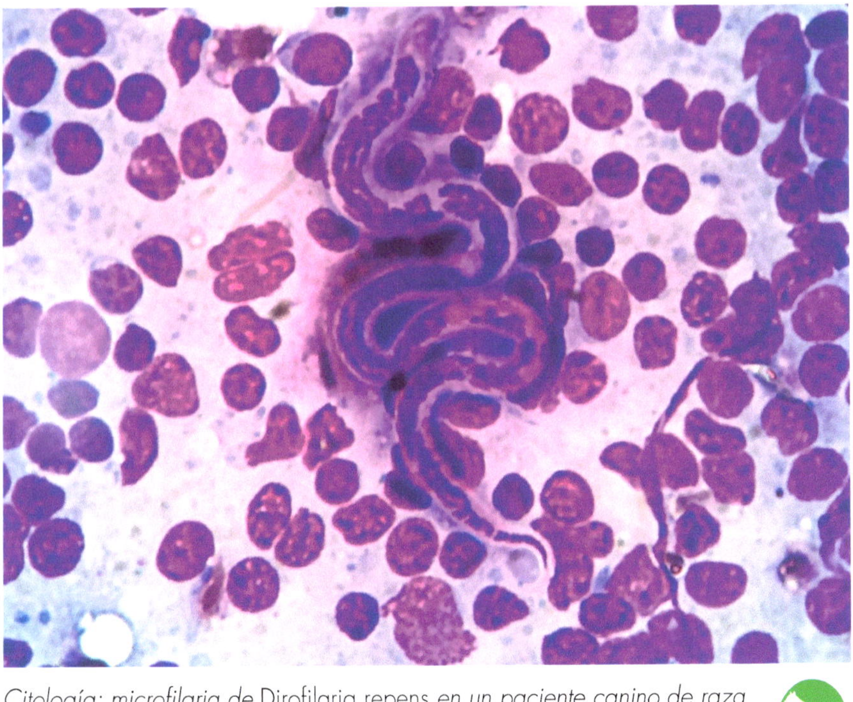

Citología: microfilaria de Dirofilaria repens *en un paciente canino de raza bull terrier con dermatosis fistulosa interdigital.*

en la microbiota, y lo elimina con las heces, y si un paciente, tanto perro como gato, lame heces de paloma, puede contagiarse y desarrollar la enfermedad.

En la infestación por *Leishmania* podemos ver los parásitos, como en esta imagen, tanto libres como fagocitados por macrófagos, e incluso fagocitados por neutrófilos, que como decíamos antes son células especialistas en bacterias, pero no en parásitos, y aun así en esta imagen podemos observar *Leishmania* fagocitada por neutrófilos.

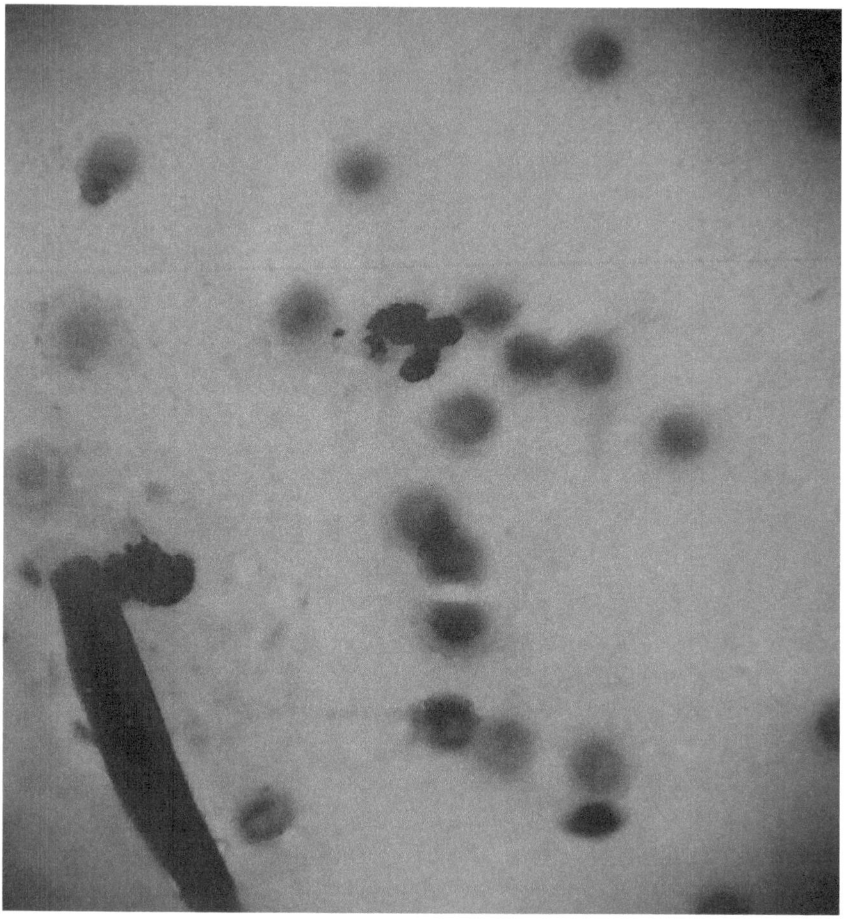

Parásitos de Leishmania tanto libres como fagocitados por macrófagos

Otro tipos de parásitos que podemos encontrar en una citología, como vemos en estas imágenes tan espectaculares, es *Dirofilaria repens* en la piel.

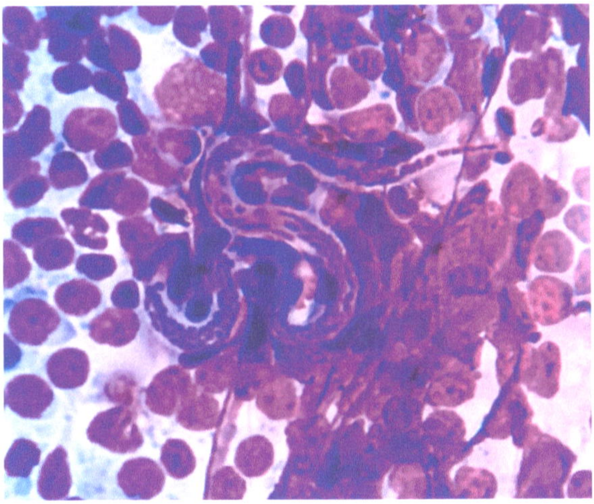

Citología: detalle de una dirofilaria repens

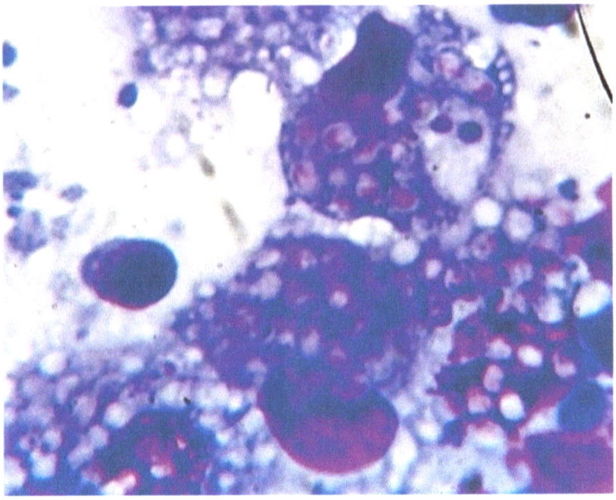

Citología: Cryptococcus neoformans *en un paciente felino de raza siamés con dermatosis nodular y virus de la inmunodeficiencia felina positivo.*

Clase magistral

TIPOS DE INFECCIONES

http://amazingbooks.es/citologia-clase-magistral-7-tipos-de-infecciones

CAPÍTULO 15

CITOLOGÍA: TIPOS DE CITOLOGÍA CUTÁNEA

Capítulo 15

CITOLOGÍA: TIPOS DE CITOLOGÍA CUTÁNEA

En este capítulo vamos a comentar los diferentes tipos de citología según su infiltrado, que básicamente son seis:

1. Inflamatoria.
2. Séptica.
3. Estéril.
4. Piogranulomatosa.
5. Granulomatosa.
6. Neoplásica.

Veremos cada una y sus particularidades. Empecemos.

La **citología inflamatoria** se define por ser de carácter inflamatorio sin componente infeccioso ni neoplásico.

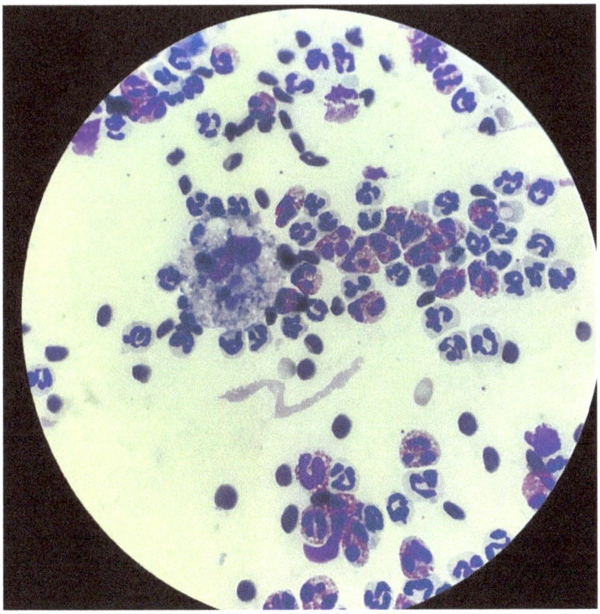

Citología inflamatoria con numerosos polimorfonucleares eosinófilos y neutrófilos, y macrófago, en un paciente felino de raza abisinio con prurito facial por hipersensibilidad ambiental.

Veremos normalmente citologías variadas en cuanto a su composición, con neutrófilos, eosinófilos, basófilos, mastocitos, macrófagos, linfocitos..., cualquier tipo de célula que pueda acompañar a una inflamación. Evidentemente, según la etiología variará más o menos su proporción. En inflamaciones agudas y en cursos de menos de 3 semanas veremos un infiltrado generalmente polimorfonuclear, y en inflamaciones crónicas o muy potentes, con evidente carácter lesivo para los tejidos, podemos observar un infiltrado generalmente con tendencia a la mononuclearidad.

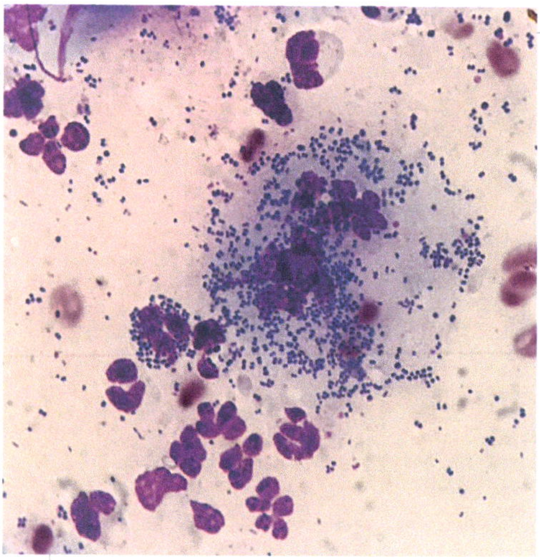

Citología séptica

- El siguiente tipo, según las células que observemos en la citología, es la **citología séptica**, que evidencia una infección bacteriana. A diferencia del sobrecrecimiento bacteriano, como podemos observar en esta imagen, en la cual no hay fagocitación de bacterias, la citología séptica se caracteriza por la fagocitación de bacterias, y evidentemente, como la bacteria más frecuente es *Staphylococcus pseudointermedius*, la fagocitación va a ser, en la gran mayoría de los casos, por polimorfonucleares neutrófilos, como podemos observar en la imagen. Evidentemente, no siempre van a ser cocos, pero también podemos observar bacilos fagocitados, y por lo tanto la citología séptica indica siempre infección bacteriana con fagocitación.

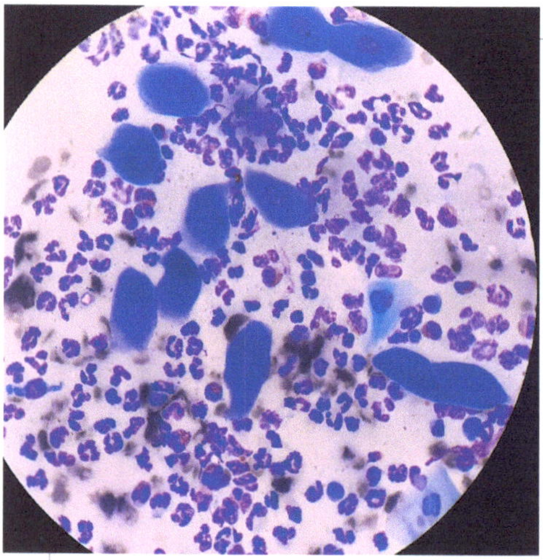

Citología estéril

- El siguiente tipo de infiltrado que podemos observar al microscopio es el de la **citología estéril**, compuesto por neutrófilos y acantocitos. Como podemos observar en esta imágen, los queratinocitos, acantocitos, son atacados y fagocitados por una marea de neutrófilos que los rodean cual hienas a una presa descuartizada; esta imagen es característica de pénfigo, sobre todo de pénfigo foliáceo, y es estéril porque no se observan bacterias.

- La siguiente citología, según el infiltrado que podemos observar al microscopio, es la **citología piogranulomatosa**, en la cual se ven, como en esta imagen, la mayoría de las células polimorfonucleares, sobre todo neutrófilos y con menos frecuencia eosinófilos, basófilos, macrófagos, linfocitos y células mononucleares, pero en menor proporción. Es compatible con infecciones profundas y recientes en el tiempo.

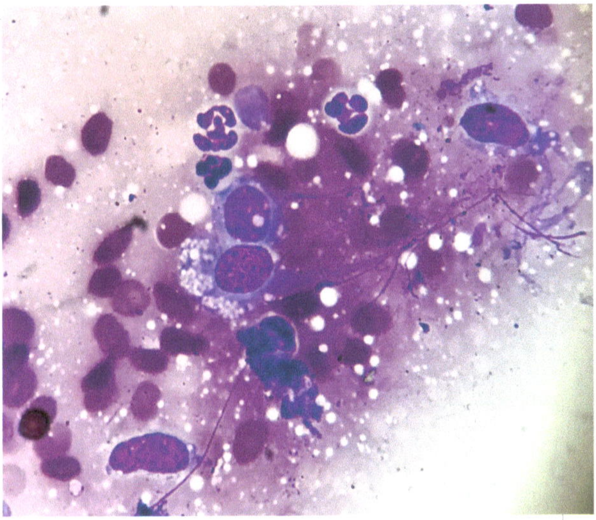

Citología piogranulomatosa.

- El siguiente tipo de citología según el infiltrado que podemos observar al microscopio es la **citología granulomatosa**, en la cual predomina el infiltrado mononuclear. También observamos polimorfonucleares, pero sobre todo predomina la célula mononuclear, y por encima de todas el macrófago. La citología granulomatosa es siempre compatible con infestaciones como leishmaniosis y con infecciones como micosis profundas o sistémicas, pioderma profunda o forunculosis, o con procesos inmunomediados o por inflamaciones graves y profundas, como reacciones a fármacos tanto tópicos como en inyección o p or vía oral.

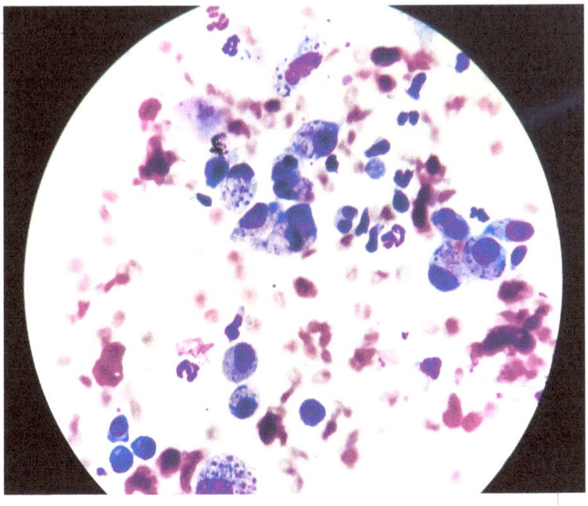

Citología granulomatosa.

• Por último, según el infiltrado que observamos al microscopio, tenemos la **citología neoplásica**, que como su nombre indica es característica y diagnóstica de neoplasias en cualquiera de sus presentaciones clínicas, pero sobre todo con manifestaciones clínicas de nódulos o masas, ulcerados o no.

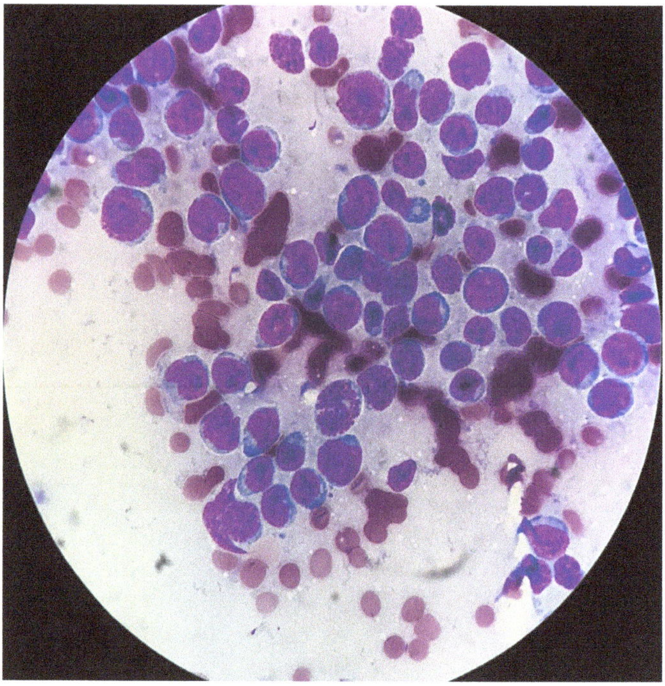

Citología neoplásica de un paciente canino de raza cocker americano con linfoma epiteliotropo. Nótense la anisocitosis, la anisocariosis, el material nuclear notorio y la mitosis.

Podemos observar diferentes tipos según la neoplasia que sufra el paciente. En esta imagen de linfoma vemos incluso la presencia de mitosis, observamos que hay división celular, anisocariosis, anisocitosis y un incremento en la actividad nucleolar en cada linfocito.

Podemos ver también mastocitomas, neoplasias de mastocitos con células redondas con gránulos metacromáticos, y una altísima actividad nuclear.

Y podemos observar también histiocitomas, neoplasias benignas en las cuales se observan histiocitos y que el organismo, en un plazo de 3 meses, si no está inmunosuprimido va a poder reducir hasta eliminarlo.

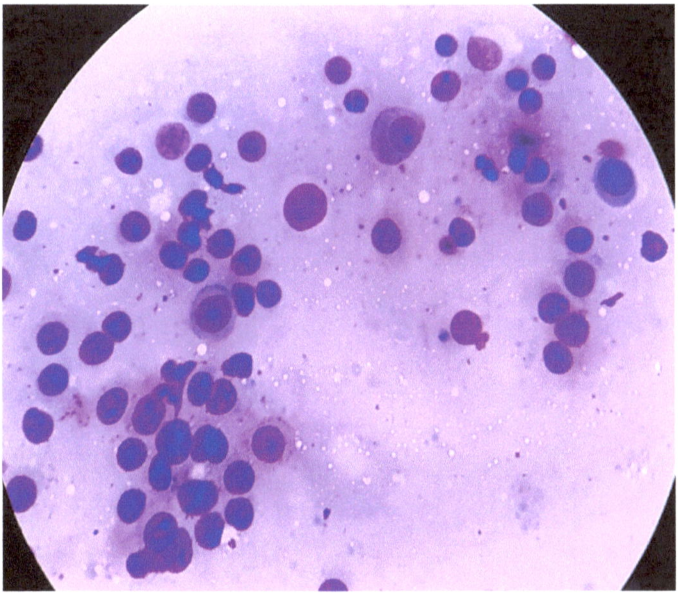

Citología neoplásica de un paciente canino de raza bulldog francés con dermatosis nodular por un mastocitoma.

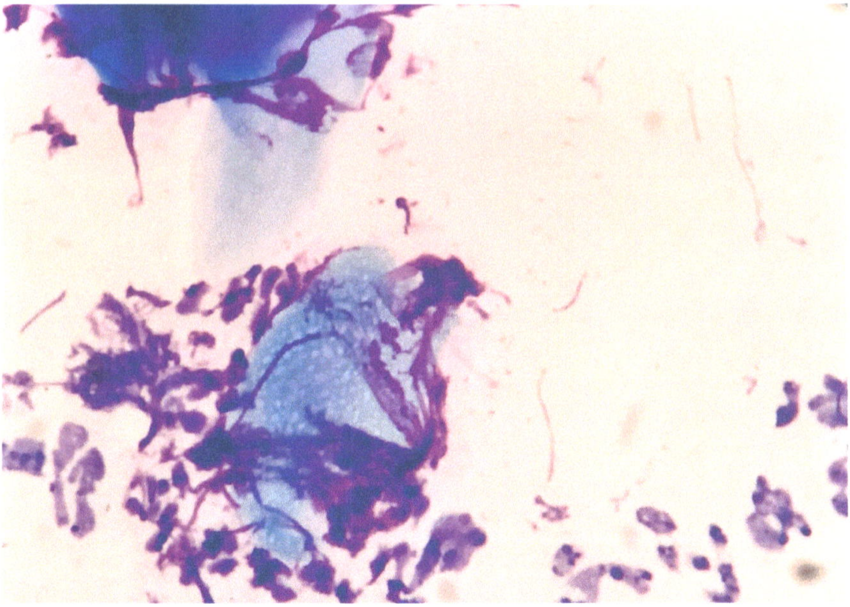

Citología neoplásica de un paciente canino de raza samoyedo con carcinoma de células escamosas. Nótense los característicos queratinocitos "sky blue".

Hay un aspecto clave en las citologías de histiocitomas y es la presencia de linfocitos. Si observamos linfocitos en una citología de histiocitoma podemos estar convencidos de que es un signo inequívoco de remisión total. El histiocitoma neoplasia benigna característica de pacientes jóvenes.

Otras neoplasias habituales en dermatotología veterinaria son melanomas, basaliomas, plasmocitomas, adenomas, adenocarcinomas, papilomas, carcinoma de células escamosas...

Observamos esta imagen, este paciente con este nódulo, paciente felino con este nódulo facial y citología compuesta por células fusiformes; citología, nódulo y topografía compatible con fibrosarcoma.

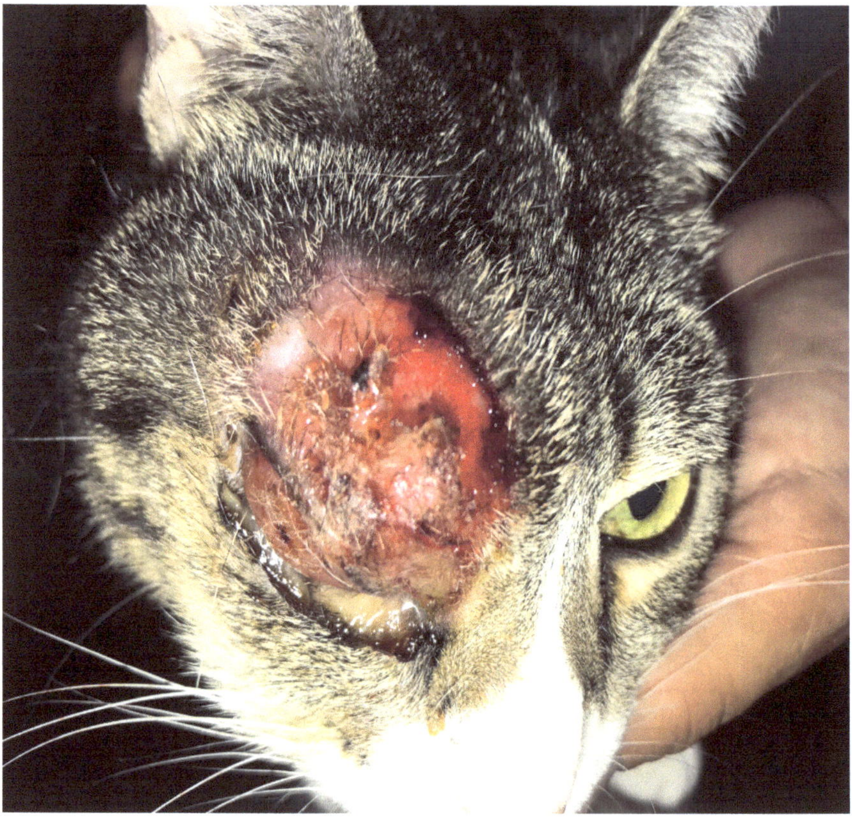

Paciente felino que presenta un nódulo facial ulcerado de grandes dimensiones y con una topografía compatible con fibrosarcoma.

Y por último, esta imagen de este paciente que presenta úlceras en el pabellón auricular. Es un gato que sale al exterior, de capa blanca, y en la citología observamos este tipo de queratinocito que denominamos queratinocito sky blue, porque es un queratinocito de un color azul cielo, muy característico del carcinoma de células escamosas.

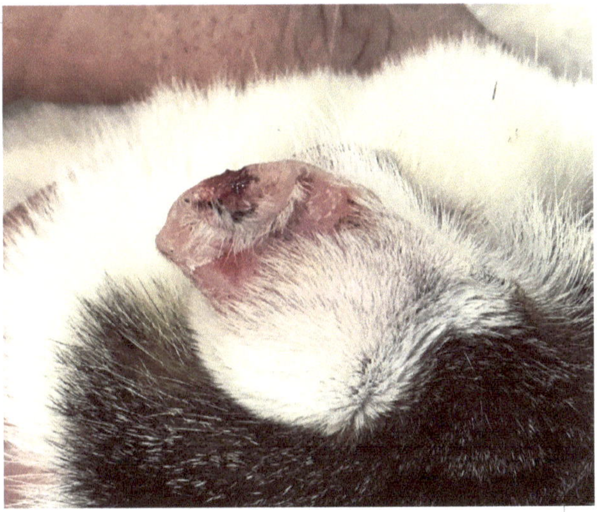

Paciente felino que presenta una dermatosis erosivo-ulcerativa en el pabellón auricular, debido a un carcinoma de células escamosas.

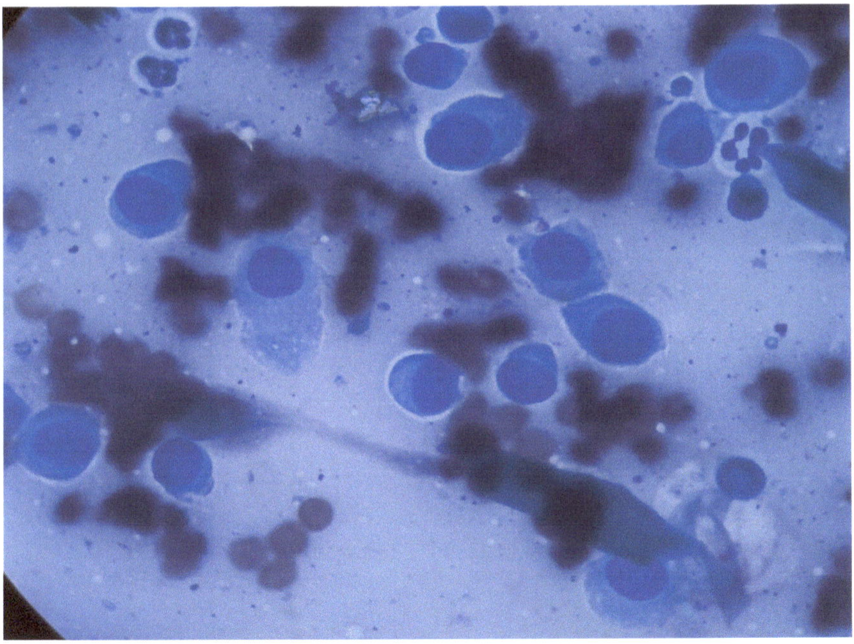

Citología neoplásica de un paciente canino de raza carlino con un histiocitoma facial.

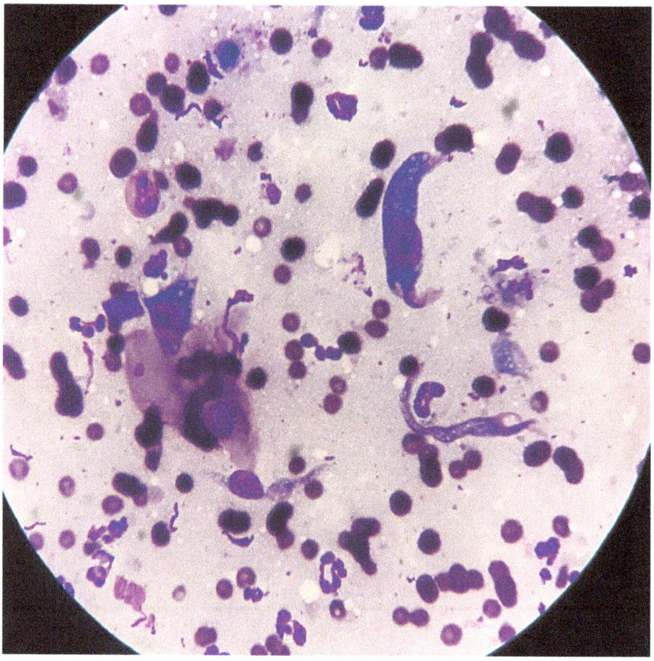

Citología neoplásica de un paciente felino de raza común europeo con dermatosis nodular facial por un fibrosarcoma. Nótese la celularidad abundante de células fusiformes, con mucha actividad nucleolar y citoplasma vacuolado.

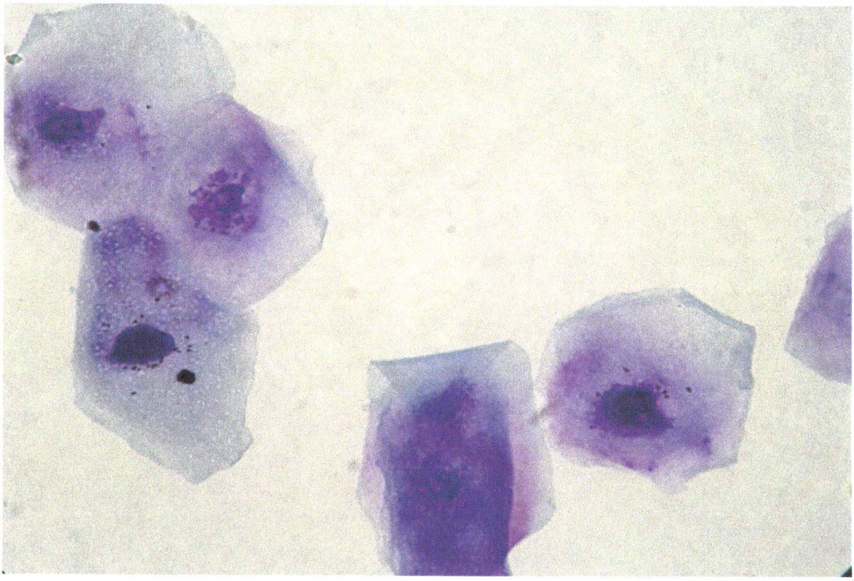

Citología neoplásica de un paciente felino de raza oriental con carcinoma de células escamosas. Nótense los característicos queratinocitos "sky blue" nucleados con cromatina activa en los nucléolos.

CAPÍTULO 16

CITOLOGÍA: TIPOS DE PÚSTULAS

Capítulo 16

CITOLOGÍA: TIPOS DE PÚSTULAS

En este capítulo vamos a abordar los tipos de pústulas que podemos observar en la citología, pero antes vale la penar definir qué es una pústula: una pústula es una lesión primaria, una lesión fundamental. A mí me encantan las pústulas porque dan mucha información y en la gran mayoría de los casos establecen el diagnóstico, con lo cual, siempre que veo pústulas me lanzo como un león a hacer una citología.

La toma de muestras de pústulas para citología la vamos a realizar por punción con aguja naranja y recogeremos el material de dentro de la pústula con la técnica "del huevo frito".

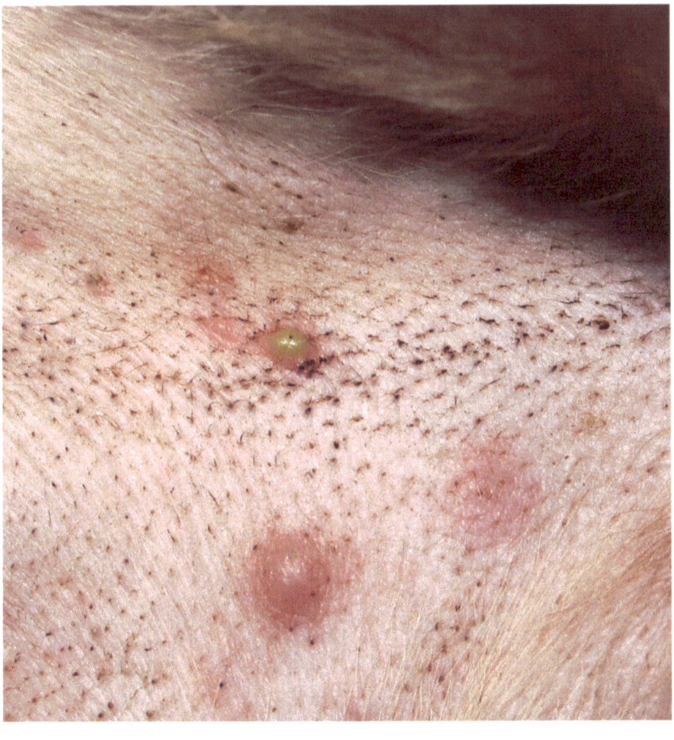

Pústula folicular en un paciente canino de raza Beagle con foliculitis bacteriana por un defecto de queratinización.

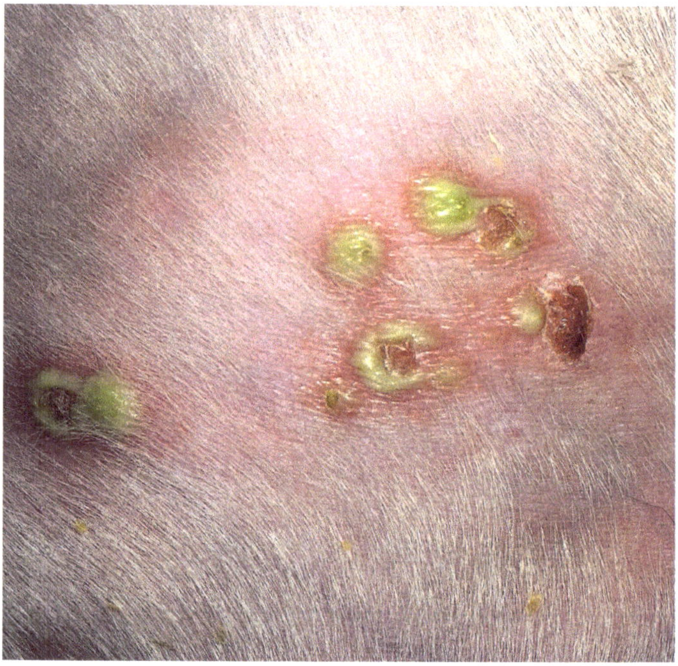

Pústulas interfoliculares en un paciente canino de raza galgo con pénfigo foliáceo por una reacción a un fármaco.

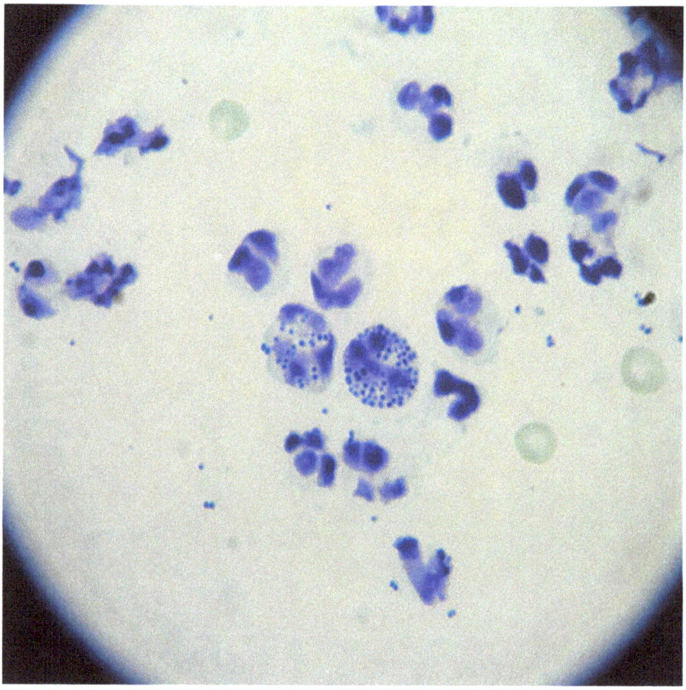

Pústula séptica en un paciente canino de raza setter inglés con pioderma superficial.

Existen dos tipos de pústulas, dependiendo de su topografía: la pústula folicular, de la que emerge un pelo en el centro, ya que la pústula está embebida dentro del folículo piloso, y la pústula interfolicular, que está entre dos folículos, con lo cual no emerge ningún pelo. Ejemplos de pústulas foliculares pueden ser por foliculitis bacteriana, demodicosis o *Dermatophytes*, y un ejemplo de pústula interfolicular es, por ejemplo, el pénfigo foliáceo.

Vamos a ver ahora cómo hacemos la citología de una pústula. Para obtener la muestra cogeremos una aguja naranja y haremos una punción en la pústula, haremos aposición con un porta y recogeremos el material. Es la técnica "del huevo frito", como si pincháramos un huevo frito con una patata frita y la yema, que es el contenido de la pústula, es lo que utilizamos para hacer la citología. Ahora vamos a ver qué podemos observar al microscopio, qué infiltrados puede tener una pústula. Es fantástico hacer citología de pústulas.

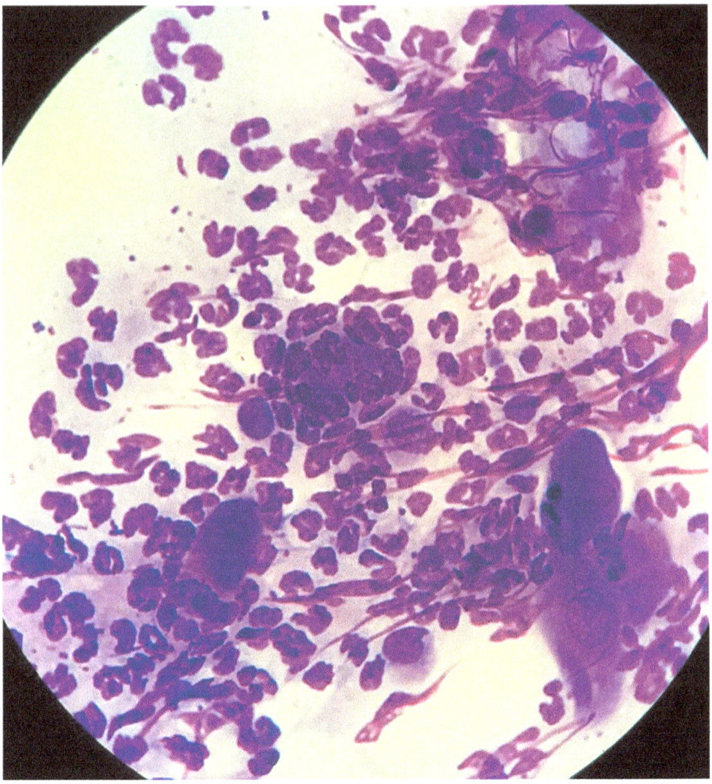

Pústula estéril en un paciente canino de raza pastor belga con pénfigo foliáceo.

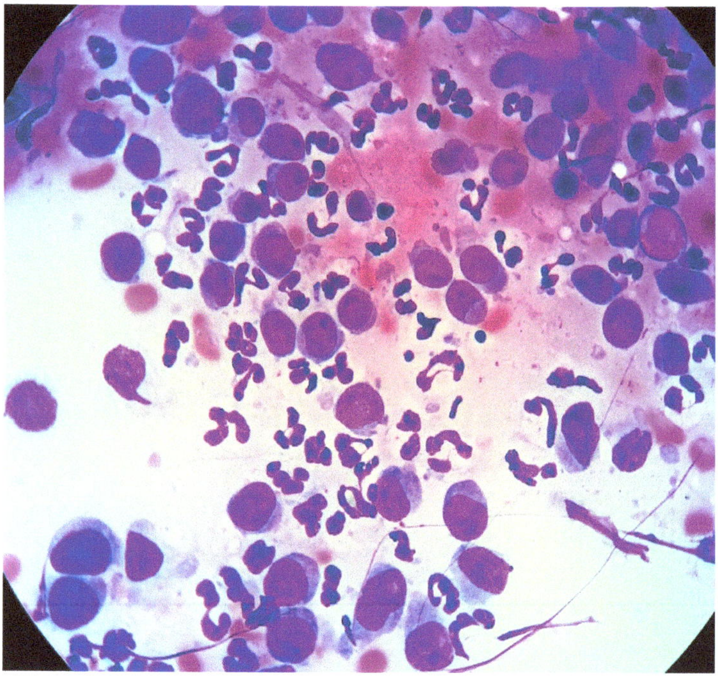

Pústula linfocitaria en un paciente canino de raza perro de aguas portugués por un linfoma epiteliotropo.

En las pústulas puede haber cinco tipos de infiltrados celulares:

1. Pústula séptica.
2. Pústula estéril.
3. Pústula eosinófila.
4. Pústula linfocitaria.
5. Pústula piogranulomatosa.

Vamos a explicar qué nos encontramos en cada caso y cuál sería la etiología más frecuente en cada uno.

En la pústula séptica vamos a observar neutrófilos y bacterias fagocitadas, con lo cual es diagnóstico total de pioderma.

En la pústula estéril no hay bacterias y observamos neutrófilos y acantocitos, que es diagnóstico de pénfigo foliáceo. Puede haber variantes, porque también es posible encontrar un componente eosinófilo, pero siempre es estéril.

En la pústula eosinófila, como su nombre indica, veremos una marea de eosinófilos en la citología. ¿Y en qué patologías va a haber una eosinofilia brutal? Pues en hipersensibilidades y en parasitosis, con lo cual puede observarse este tipo de pústulas en atopias, reacciones alimentarias, dermatitis alérgica por picadura de pulgas, sarna sarcóptica, etc.

En la pústula linfocitaria observamos un infiltrado compuesto por linfocitos y es característica del linfoma cutáneo, porque la presencia masiva, al 100%, de linfocitos en una pústula es patognomónica de linfoma con caracteres de malignidad.

Por último, muy poco frecuente, pero que puede acontecer, por ejemplo como manifestación clínica de una leishmaniosis, que es la presentación clínica de una dermatosis pustulosa, en la cual, este tipo de pústula piogranulomatosa podemos observar la gran mayoría de células con presencia de macrófagos,en este caso debido a Leishmaniosis, con observación directa de amastigotes. También podemos observar pústulas piogranulomatosas en infecciones crónicas recurrentes en las cuáles hay una reacción mononuclear, y también en caso de microorganismos intracelulares, como dermatosis víricas o por bacterias intracitoplasmáticas, como por ejemplo micobacterias.

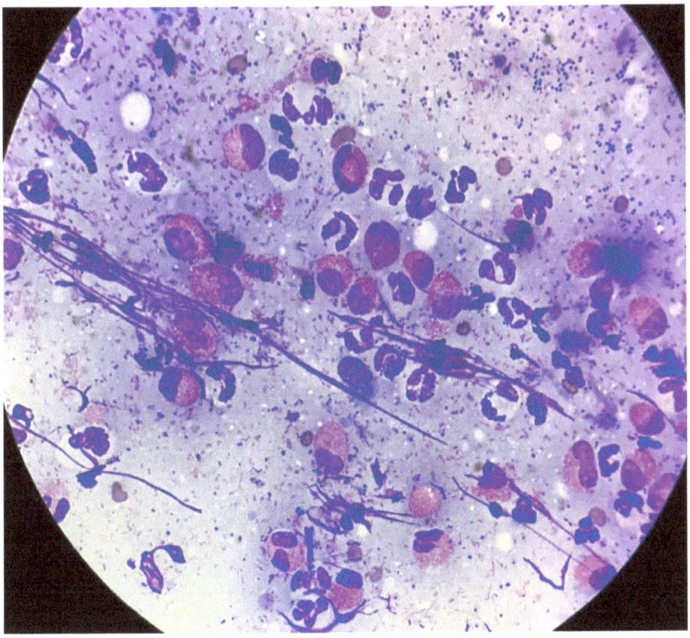

Pústula eosinófila con sobrecrecimiento de cocos en un paciente canino de raza crestado chino con pioderma de base atópica.

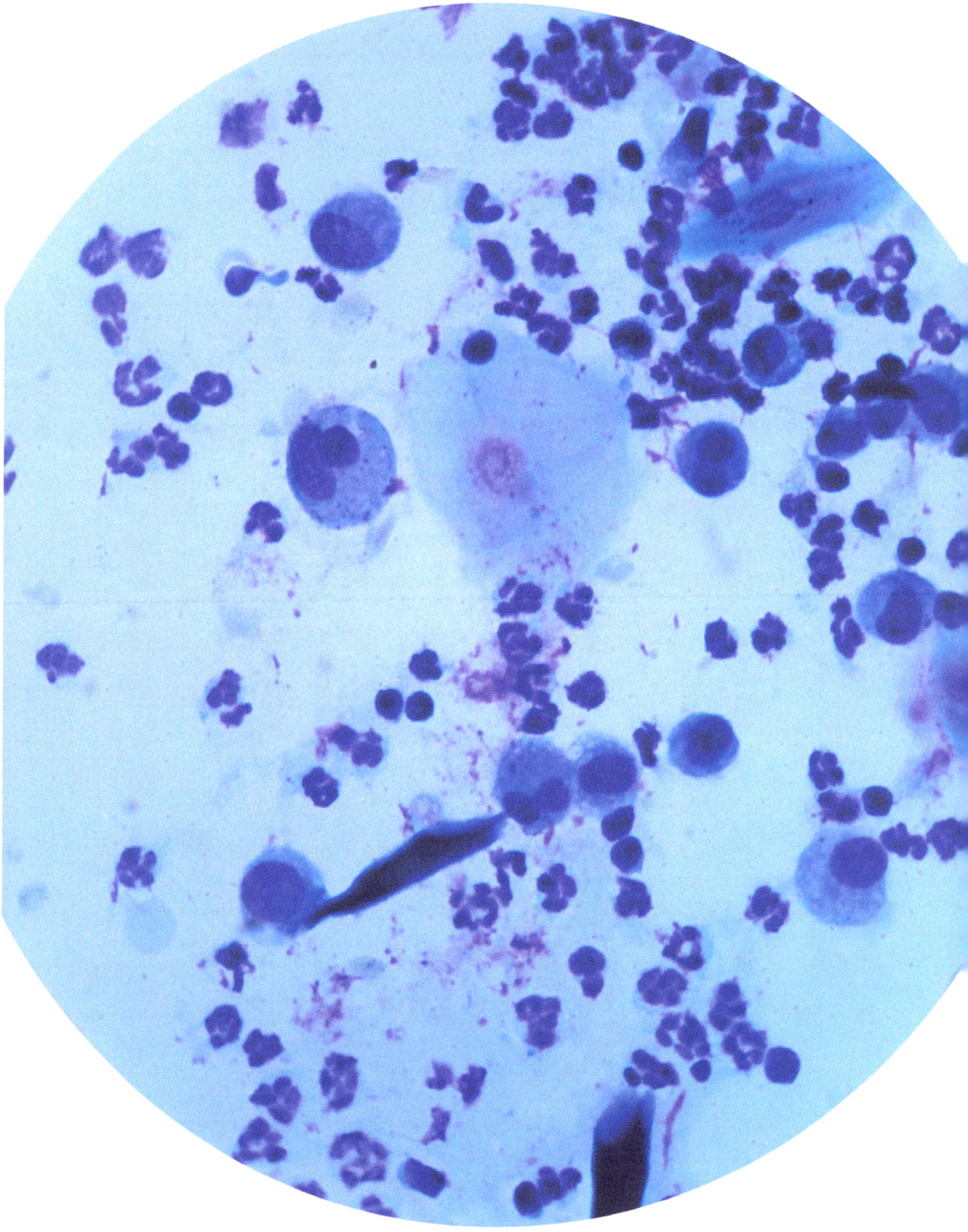

Pústula Piogranulomatosa/Granulomatosa en un paciente felino de raza Siamés con dermatosis pruriginosa crónica por DAPP e Hipersensibilidad ambiental.

CAPÍTULO 17

CITOLOGÍA: TIPOS DE COSTRAS

Capítulo 17

CITOLOGÍA: TIPOS DE COSTRAS

Antes de abordar los diferentes tipos de costras y la metodología de la citología de costra, vale la pena repasar qué es una costra.

Una costra es una lesión que puede ser primaria o secundaria, dependiendo de la patología que presente el paciente, y se define como el resultado de secarse sangre, suero o pus. Evidentemente, tiene un altísimo contenido celular que nos va a servir de enorme ayuda para poder diagnosticar.

En este capítulo vamos a ver qué es la citología de costra, de la cual también me manifiesto auténtico fan, como de las pústulas, porque la costra también me salva muchos casos, ya que hacer una citología de costra es sumamente fácil.

¿CÓMO HACEMOS LA CITOLOGÍA DE COSTRA?

Yo tomo la muestra de costra con la técnica "de la tapa de yogur". La costra es como un yogur que está cerrado, la levanto con el canto del porta y destapo del todo el yogur con unas pinzas, y entonces aprovecho las "estalactitas" del yogur que siempre quedan en la tapa y hago aposición de la parte ventral de la costra en el porta. Además, luego hago aposición del yogur propiamente dicho, en la capa más superficial, es decir, en la lesión subyacente a la costra, con lo cual voy a tener un infiltrado celular de la parte ventral de la costra y de la parte dorsal de la lesión subyacente.

Bien, dicho esto, la técnica es sumamente fácil, pero a base de hacer citologías de costras me he dado cuenta de que la clasificación de las costras por colores es fundamental, así como lo que podemos esperar dependiendo del color de la costra.

Una costra amarilla no es lo mismo que una costra marrón o una costra negra, y el color viene dado por su composición celular.

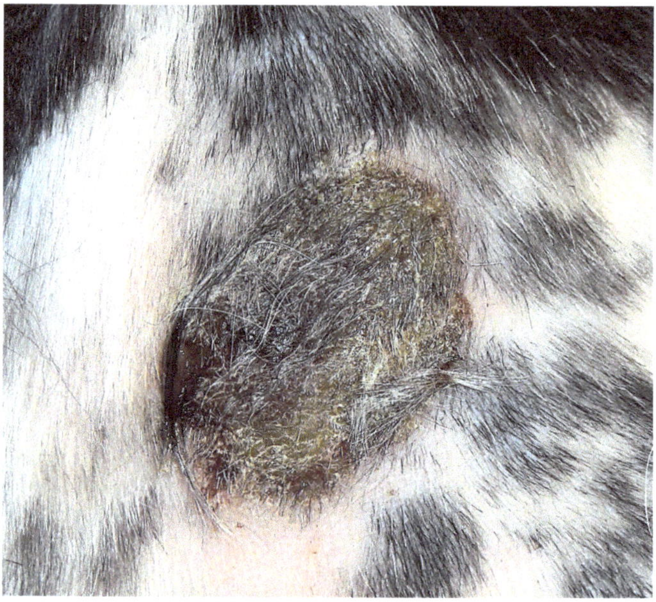

Costra amarillenta en un paciente canino de raza cocker americano con un hot-spot por dermatitis alérgica por picadura de pulgas.

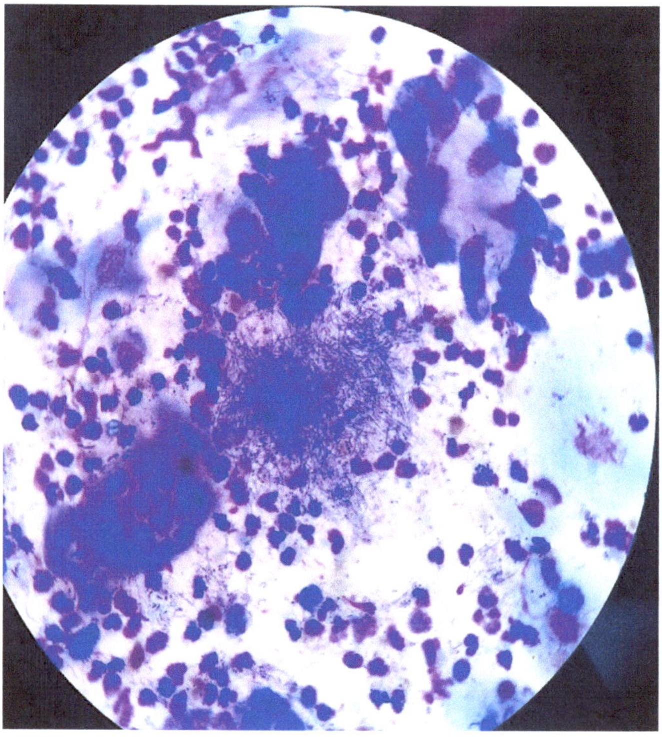

Costra amarillenta en un paciente canino de raza cocker americano con un hot-spot por dermatitis alérgica por picadura de pulgas.

Costras amarillas

Las más interesantes y las que más producen alteraciones fisiológicas son las **costras amarillentas**. Son de una importancia capital porque, sobre todo, son características de tres procesos, de tres tipos de infiltrados:

1. Infección bacteriana, con pus. Hacemos la citología y observamos neutrófilos y bacterias fagocitadas. Debajo de una costra se acumula una marea de bacterias, con lo cual la evidencia es absoluta.
2. Otro tipo de infiltrado que puede observarse en una costra amarillenta es infiltrado eosinófilo. Los eosinófilos acaban degradando el colágeno de la dermis y la piel toma un aspecto de color amarillento, con lo cual, si hay una erosión o una úlcera, y se forma una costra, esta costra, por el infiltrado eosinófilo, toma un -color amarillento, y en la citología habrá una presencia masiva de eosinófilos. Es sumamente frecuente, por ejemplo, en el complejo granuloma eosinófilo felino.
3. Por último, otra etiología de las costras amarillentas es el pénfigo foliáceo, en el que vamos a encontrar una citología estéril, con presencia de neutrófilos y acantocitos. Simplemente por citología "de tapa de yogur", diagnóstico asertivo.

Otros tipos de costras

Otros tipos de costras según el color, menos interesantes para el diagnóstico, como es la costra marrón, sobre todo marrón claro, también me interesa, ya que suele ser habitual en infecciones bacterianas en las que quizás hay un poquito de sangrado, o en infecciones fúngicas por *dermatophytes*, o en leishmaniosis, por ejemplo.

Las que no recomiendo para nada que utilicéis son las costras de color marrón oscuro o negro. ¿Por qué? Porque hay un gran infiltrado mayoritariamente de eritrocitos por el sangrado de la lesión, y esta sangre va a entorpecer la visualización correcta de la citología y de la etiología de la costra.

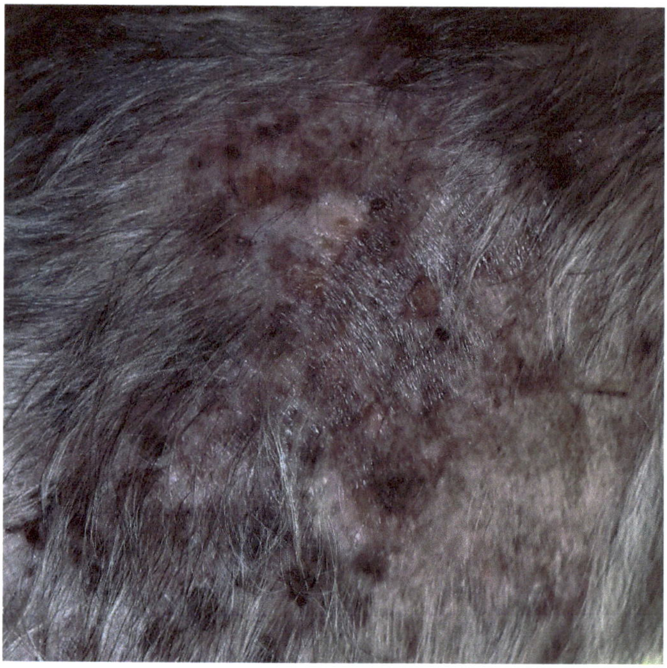

Costra de color marrón claro en un paciente canino de raza schnauzer miniatura con leishmaniosis.

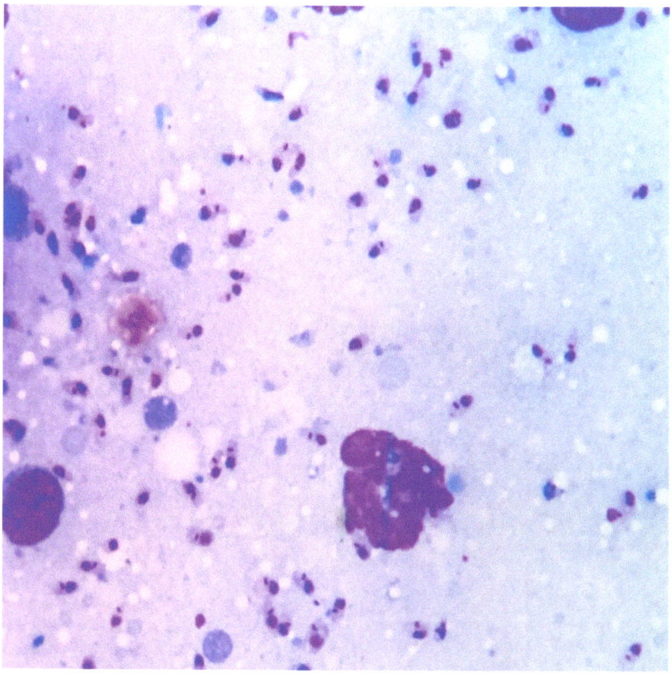

Costra marrón claro en un paciente canino de raza schnauzer miniatura con leishmaniosis.

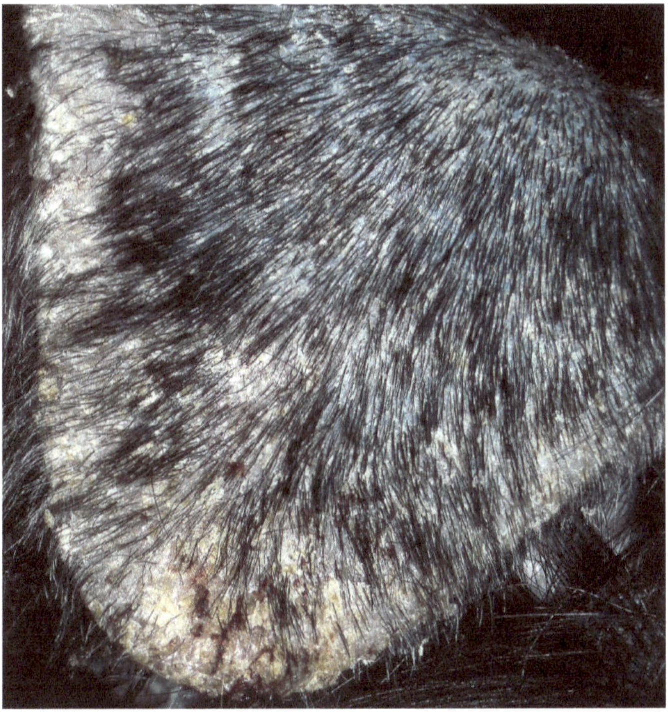

Costra amarillenta en un paciente canino de raza shih tzu con sarna sarcóptica.

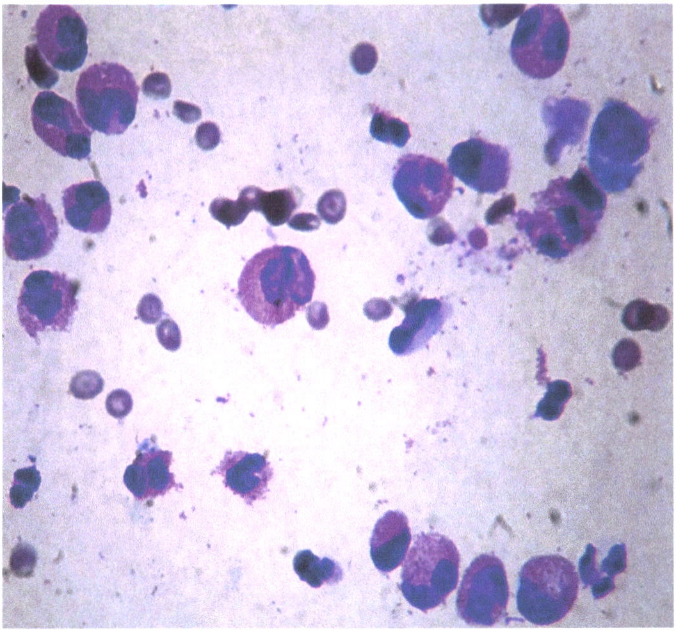

Costra amarillenta en un paciente canino de raza shih tzu con Sarna sarcóptica.

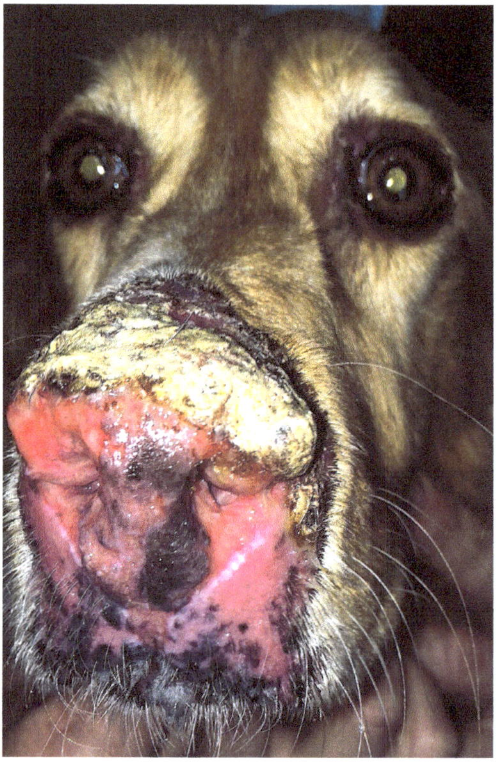

Costra amarillenta en un paciente canino de raza cocker spaniel con pénfigo foliáceo.

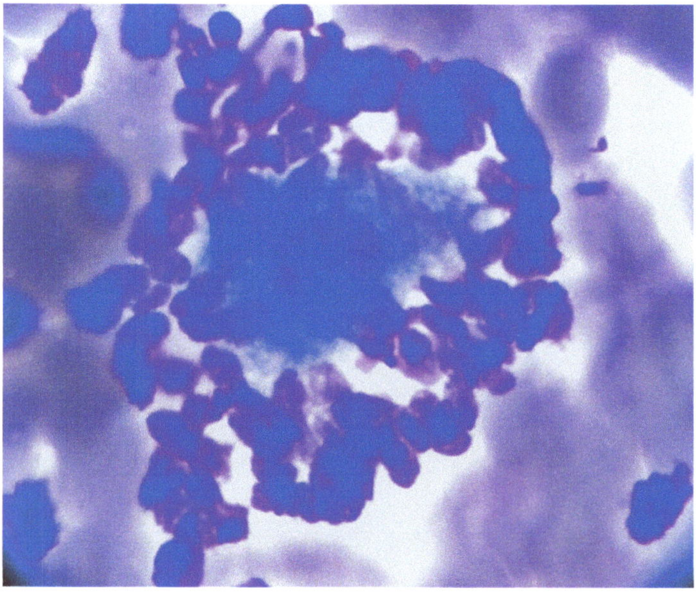

Costra amarillenta en un paciente canino de raza cocker spaniel con pénfigo foliáceo.

CAPÍTULO 18

CITOLOGÍA NODULAR

Capítulo 18

CITOLOGÍA NODULAR

En este capítulo vamos a abordar la citología nodular, muy importante también, porque hemos de saber identificar, cuando vemos un nódulo en nuestros pacientes, de qué origen es. Pero antes de poder abordar el nódulo y su diferentes tipos, vamos a definir qué es un nódulo.

Un nódulo es una lesión primaria, mayor de 1 cm de diámetro, con relieve, y normalmente solitario, aunque puede suceder que un mismo paciente tenga diferentes nódulos de la misma o distinta etiología, pero normalmente son solitarios y únicos.

Como los nódulos pueden tener diferentes causas, para poder evidenciar su etiología tendremos que hacer citología.

¿CÓMO VAMOS A HACER LA CITOLOGÍA NODULAR?

Básicamente de dos maneras: por capilaridad o por punción. Introduciendo la aguja, con o sin jeringuilla acoplada, obtendremos el infiltrado componente del nódulo en la aguja. Después lo expulsamos y teñimos con Hemacolor®, que para mí es la mejor del mundo, y así veremos el tipo celular, el infiltrado celular, de ese nódulo. Una vez realicemos la citología al microscopio, podremos observar seis tipos de nódulo según el infiltrado:

1. Séptico.
2. Estéril.
3. Por cuerpo extraño.
4. Micótico.
5. Parasitario.
6. Neoplásico.

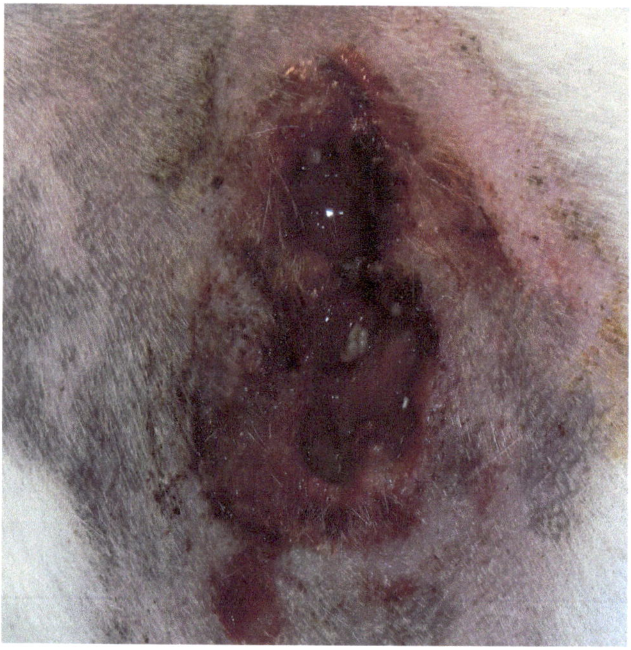

Nódulo séptico en un paciente canino de raza gran danés con un nódulo ulcerado séptico. Nótese el material purulento calcificado en su interior.

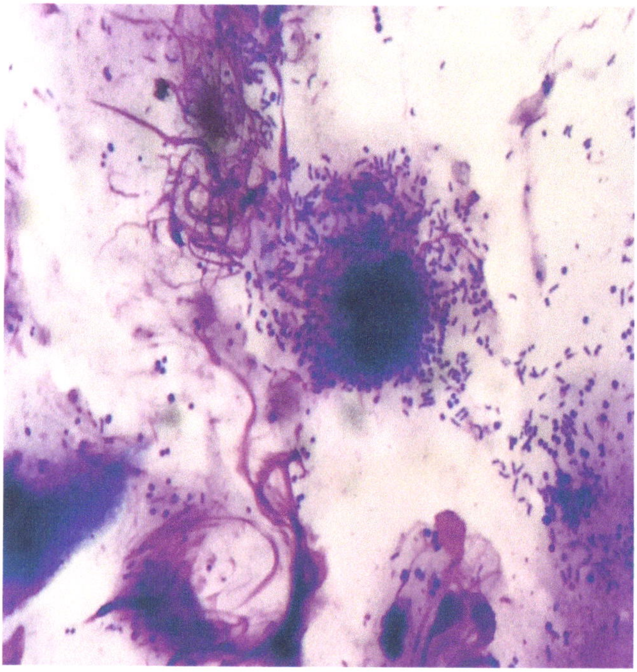

Nódulo séptico en un paciente canino de raza gran danés con un nódulo ulcerado séptico. Citología mixta con presencia de cocos y bacilos.

Por ejemplo, en un nódulo séptico, la causa va a ser bacteriana. En la citología de un nódulo séptico observaremos o no bacterias, porque muchas veces se forma un granuloma en ocasiones con fibrosis o calcificación en su interior, en el que hay pocas bacterias y están muy profundas. Podemos observar diferentes infiltrados dependiendo de la bacteria, pero básicamente veremos infiltrados purulentos, piogranulomatosos y granulomatosos, dependiendo de cada caso.

Un nódulo micótico, que se considera por dermatofitos, se denomina *querion*. Lo que sucede es que el paciente aísla la infección y forma un granuloma, un nódulo encapsulado. Observaremos estructuras fúngicas, sobre todo conidios e hifas, con un infiltrado mononuclear compuesto por macrófagos y linfocitos mayoritariamente.

Un nódulo estéril puede corresponder a una dermatofibrosis nodular estéril, que es habitual, dentro de los pocos casos, encontrarla en el pastor alemán, junto con cistoadenocarcinomas renales. Observaremos una citología amorfa, incluso con material amorfo como puede ser fibrina, y un infiltrado mixto, pero con muy poca celularidad.

Por cuerpo extraño podemos encontrar un infiltrado polimorfonuclear acompañando a material vegetal, en muchos casos, como puede ser una espiga.

Por otra parte, la citología de un nódulo parasitario es muy habitual en la presentación clínica de la leishmaniosis, con lo cual podemos encontrar *Leishmania* fagocitadas o no por macrófagos.

Por último están los nódulos neoplásicos, que pueden ser tanto benignos como malignos, ulcerados o no ulcerados, pedunculados o no pedunculados, pero la citología permitirá identificar el infiltrado celular. Si observamos mastocitos, linfocitos, células fusiformes, por ejemplo, podemos diagnosticar con suma facilidad.

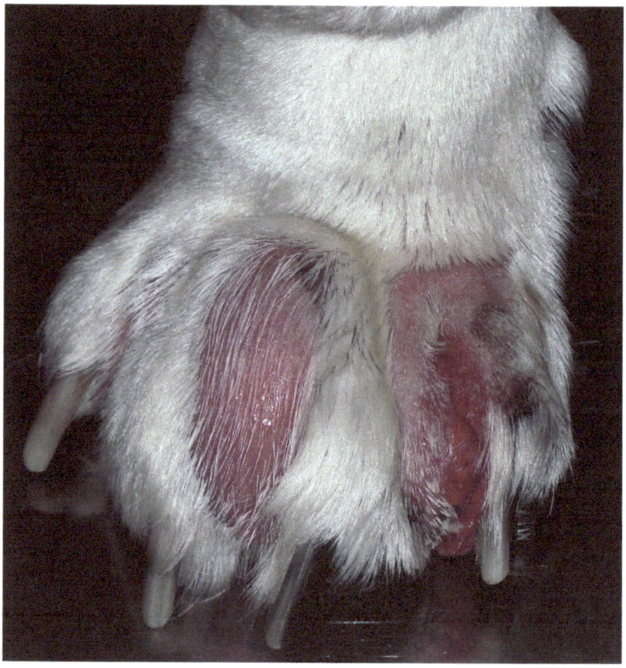

Nódulos estériles en un paciente canino de raza bulldog inglés con displasia folicular de los anexos.

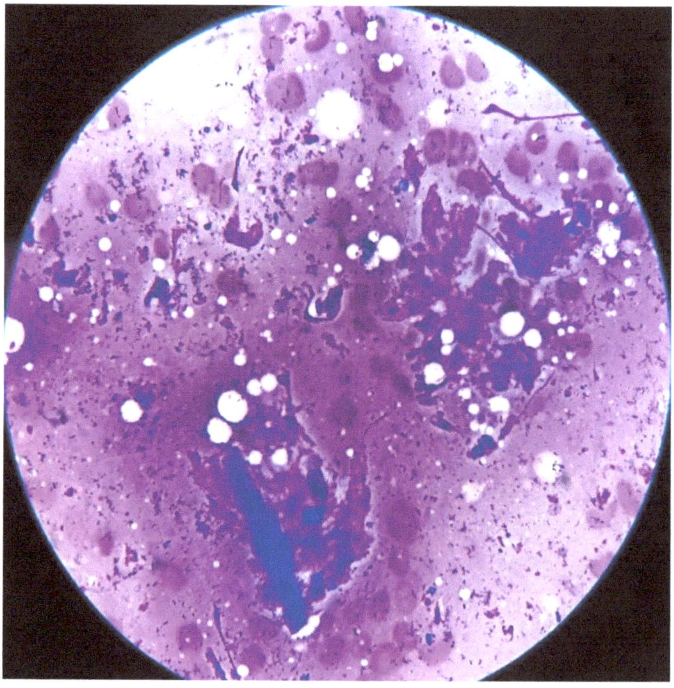

Citología: Nódulos estériles en un paciente canino de raza bulldog inglés con displasia folicular de los anejos. Nótese la presencia de material lipídico por paniculitis.

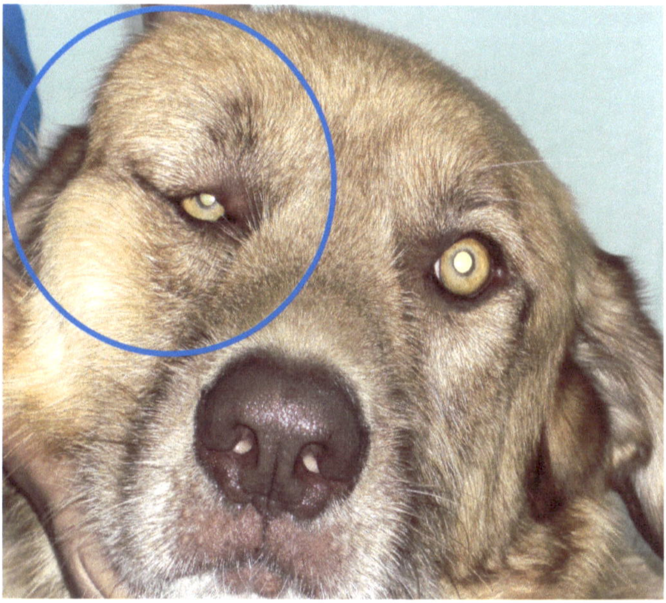

Nódulo por cuerpo extraño en un paciente canino de raza pastor rumano con un absceso facial.

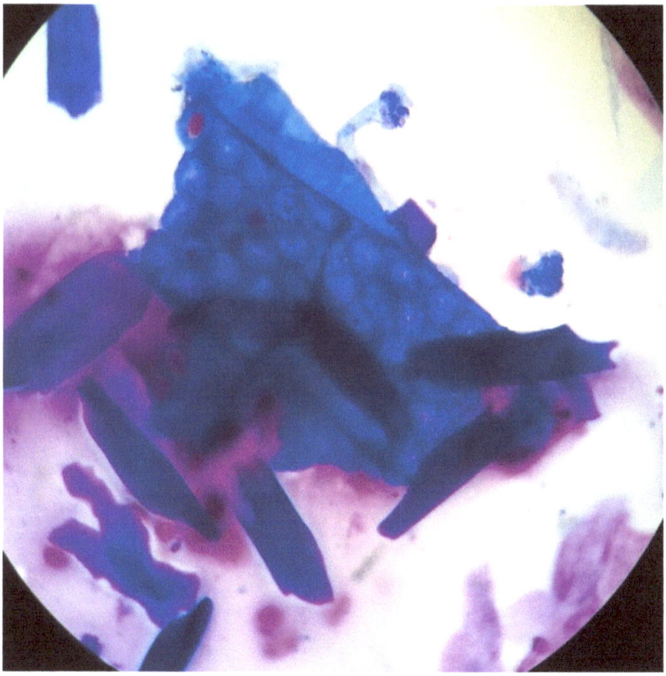

Citología: Nódulo por cuerpo extraño en un paciente canino de raza pastor rumano con un absceso facial. Nótese la presencia de material vegetal en la citología.

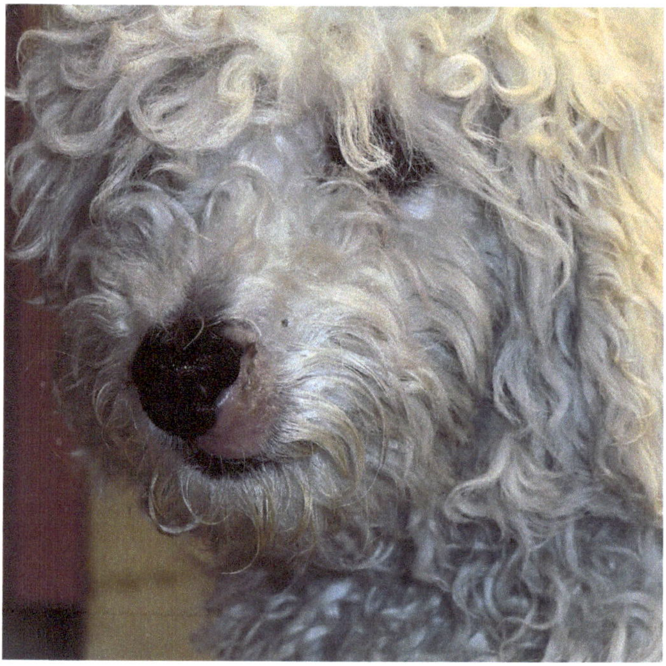

Nódulo micótico en un paciente canino de raza caniche con un querion por dermatofitosis.

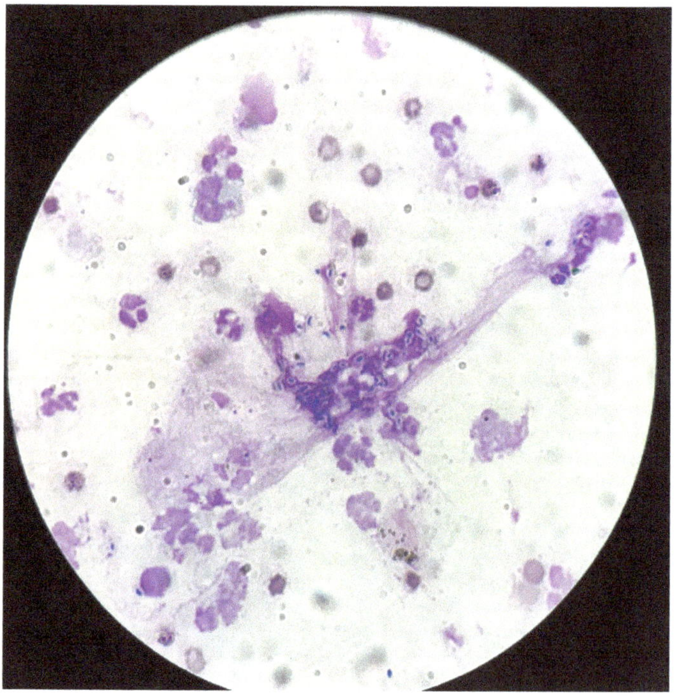

Citología: Nódulo micótico en un paciente canino de raza caniche con un querion por dermatofitosis. Nótese la presencia de numerosas microconidias.

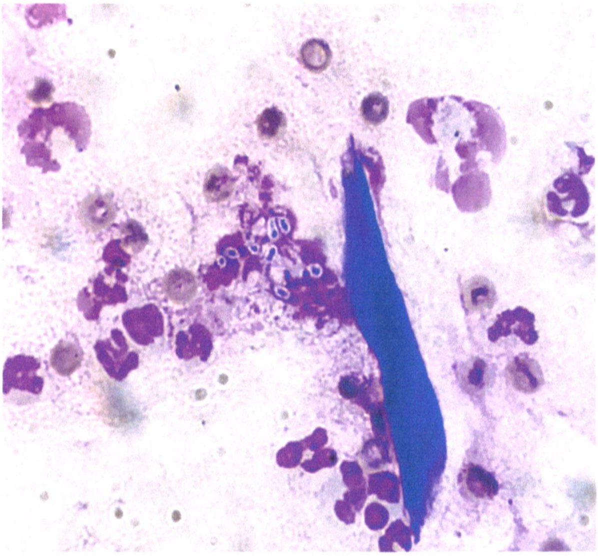

Citología: Nódulo micótico en un paciente canino de raza caniche con un querion por dermatofitosis. Nótese la presencia de numerosas microconidias.

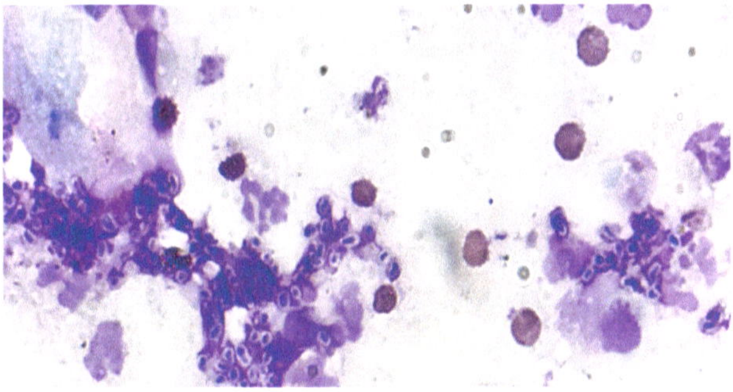

Citología: Nódulo micótico en un paciente canino de raza caniche con un querion por dermatofitosis. Nótese la presencia de numerosas microconidias.

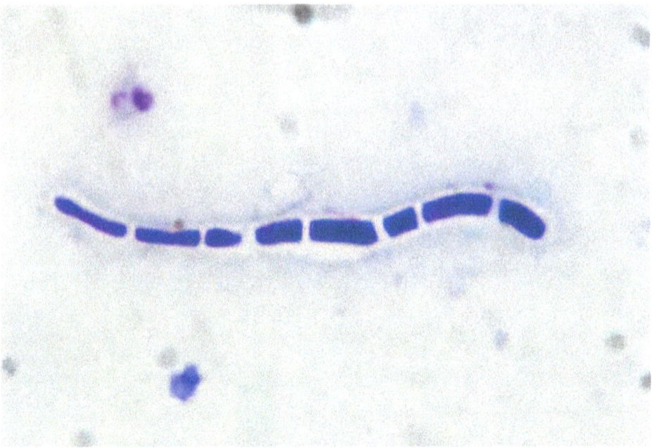

Citología: Nódulo micótico en un paciente canino de raza caniche con un querion por dermatofitosis. Nótese la presencia de Hifas.

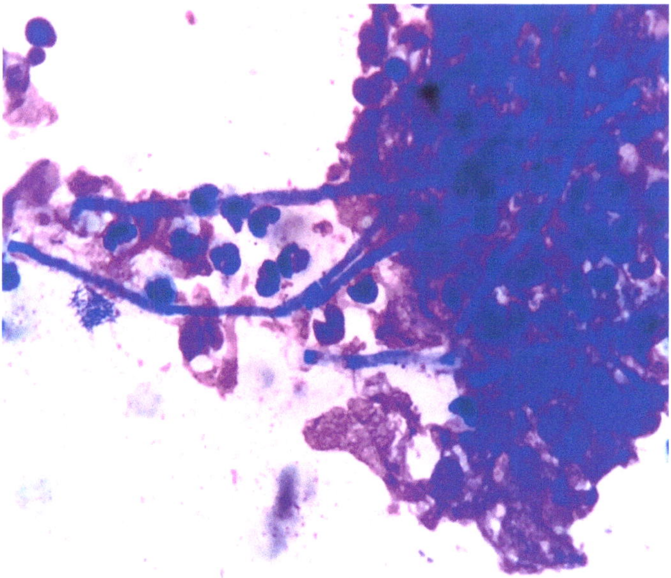

Citología: Nódulo micótico en un paciente canino de raza Caniche con un querion por dermatofitosis. Nótese la presencia de numerosas hifas.

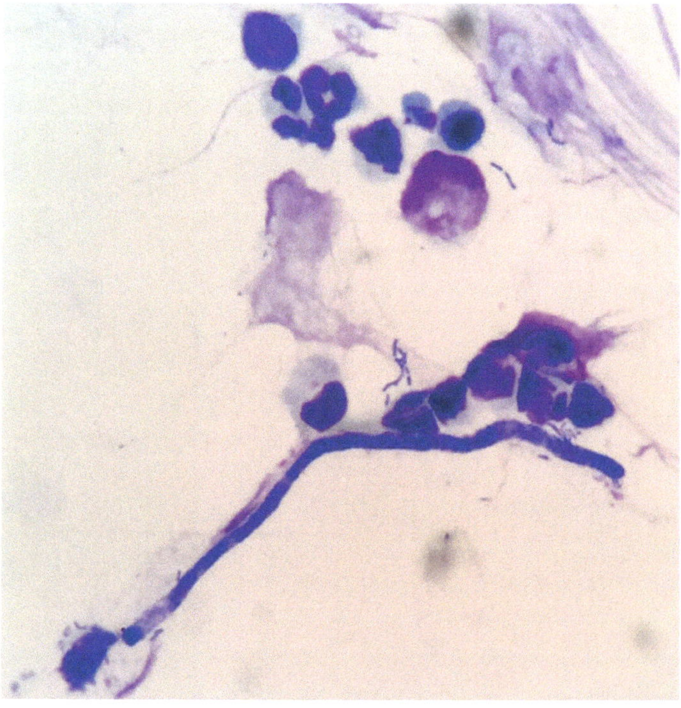

Citología: Nódulo micótico en un paciente canino de raza caniche con un querion por dermatofitosis. Nótese la presencia de numerosas hifas.

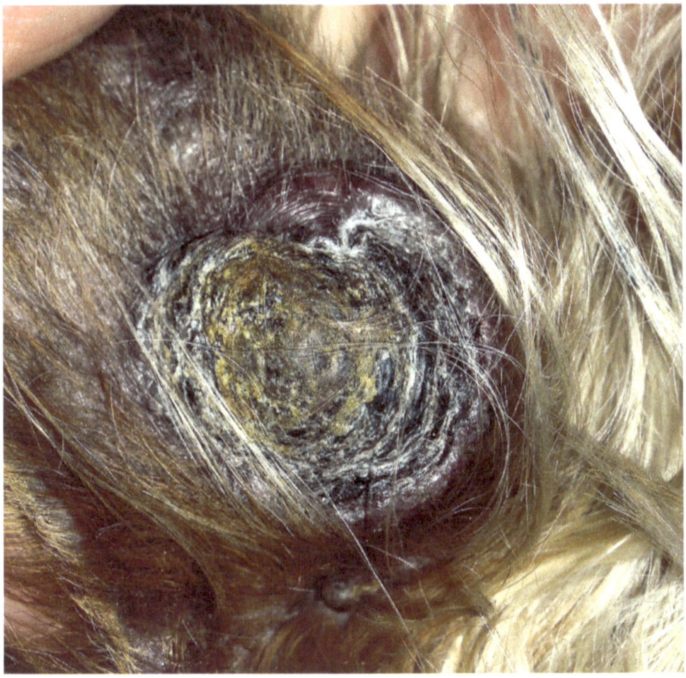

Nódulo parasitario en un paciente canino de raza yorkshire terrier con leishmaniosis.

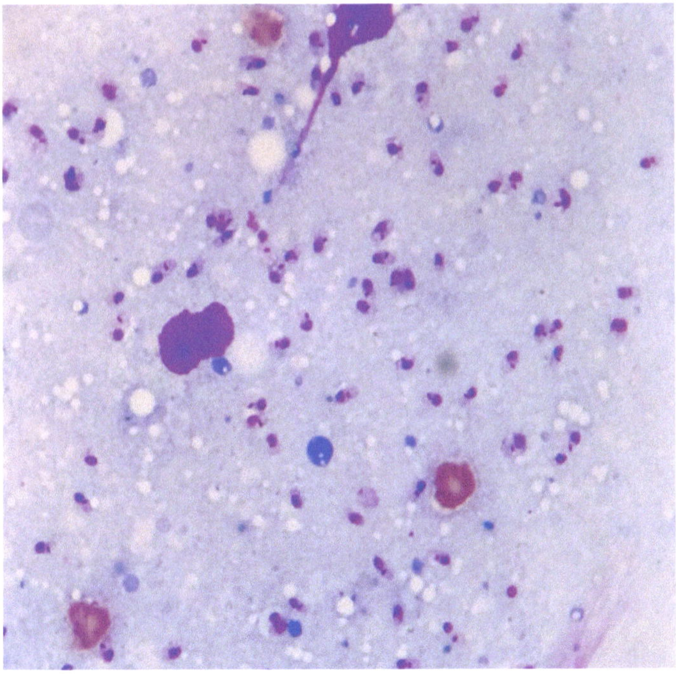

Citología: Nódulo parasitario en un paciente canino de raza yorkshire terrier con leishmaniosis. Nótese la presencia de numerosos amastigotes de Leishmania infantum.

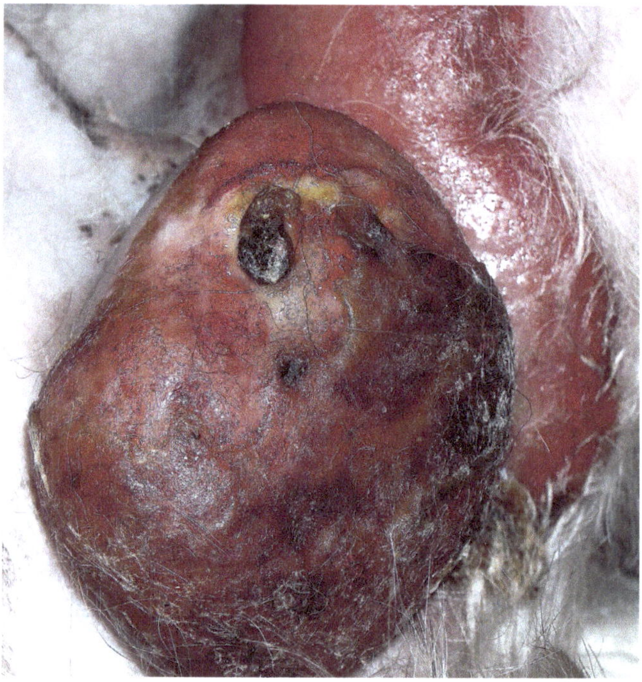

Nódulo neoplásico en un paciente canino de raza schnauzer mediano con linfoma epiteliotropo.

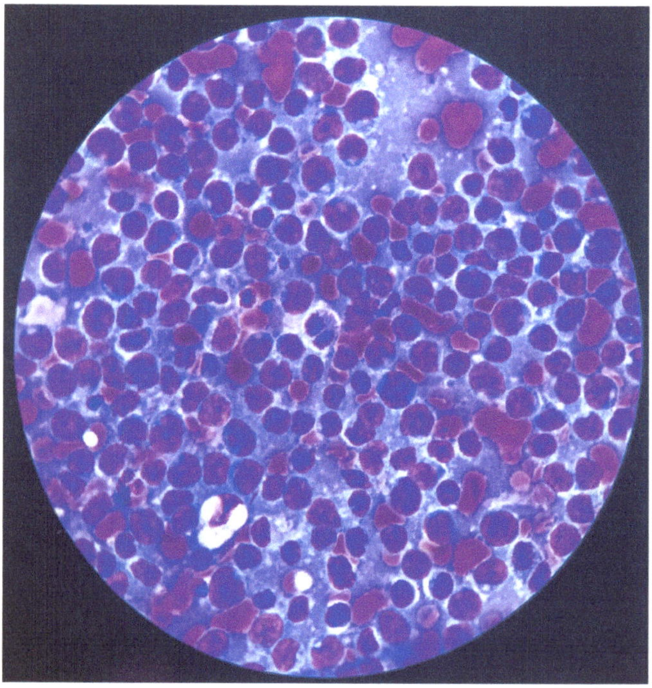

Citología: Nódulo neoplásico en un paciente canino de raza schnauzer mediano con linfoma epiteliotropo. Nótese la población celular masiva de linfocitos con anisocitosis, anisocariosis y mitosis central.

www.ingramcontent.com/pod-product-compliance
Lightning Source LLC
LaVergne TN
LVHW071354071026
849558LV00064B/366
* 9 7 8 8 4 9 4 7 5 2 6 8 1 *